もしかして、適応障害？

会社で“壊れそう”と思ったら

心療内科医・医学博士
森下克也

CCCメディアハウス

はじめに

いつの時代にも、ストレスはあるものです。

私が医者になりたての三十年前、職場のストレスでうつになるというのは見て見ぬふりをされ、「気持ちの問題」として片づけられていました。どんなに仕事がつらくても、休むことはおろか、それを表明することさえ許されず、もちろん「適応障害」という言葉も一般的ではありませんでした。

やがて時代が進み、バブルが崩壊し、日本の経済が下向きになり始めたころ、うつ病への労災認定が下り、世間はようやく「職場のうつ」の存在を認めるようになりました。

それは今、適応障害と診断されるようになっています。うつ病と区別するのは、うつ病が発症の引き金にとらわれないことがあるのに対し、適応障害は外部環境のストレスが発症要因として必ず存在すると強調したいからです。

私は、約三十年にわたって、この適応障害の患者さんの治療にあたってきました。

過重労働、転勤、パワハラ――、背景にあるストレスはさまざまで、時代背景によっても病像は変化してきました。ほかの精神疾患以上に、個別性を重視しなければならないのが適応障害です。

では、この患者さんの個別性に、医療は対応できているでしょうか。時代の変化についていくことができているでしょうか。答えはノーです。

これだけ情報が氾濫する現代にあっても、適応障害が正しく認識されているとはいえません。つらい思いをしているのに誰にも相談できなかったり、病院にかかっても薬が出されるだけだったりします。これでは改善しないばかりか、悪化し、復職が遅れ、退職に追い込まれることさえあります。

こうした状況は、早急に改善しなければなりません。この点が、今回、私がこの本を書かせていただいた最大の理由です。

では、適応障害をめぐる医療の、いったい何が問題なのでしょうか。

一つ目は、薬です。適応障害で病院にかかると、必ずといっていいほど、抗うつ薬、睡眠剤、精神安定剤といった薬が処方されます。しかし、適応障害において、薬は必ずしも必要ではありません。ストレスをどうコントロールするか、ということこそが重要であり、ただ漫然と服薬して改善するものではないのです。

二つ目は、自宅安静です。適応障害の治療では、ストレス源である職場からいったん離れることが重要ですが、離れればそれでよいのではありません。離れたあとに、どう過ごすかこそが重要です。しかし残念ながら、多くの医療機関でその指導はなされていないのです。

三つ目は、カウンセリングです。適応障害を発症する要因として、外部環境のストレスとともに、それをどう感じるか、どう対処するかという患者さん自身の内面の問題があります。

カウンセリングは、この葛藤対処能力を高めてくれ、再発予防という点から重要なのですが、そもそもカウンセリングすら行っていない医療機関が多いのです。カウンセリングは保険診療の対象ではない、専門家の数が少ないなど、現代医療の構造的な問題もありますが、そのしわ寄せは確実に患者さんにいくのです。

適応障害の医療は、このように決して万全ではありません。解決すべき問題が多々あります。こうした問題の存在を知り、未然に防ぎ、また、かかってしまったらどうすればいいかを、ビジネス現場の最前線におられるみなさんは知る必要があります。

本書は、こうした点について、私の臨床経験から、できるだけ具体的に書かせていただきました。今、この瞬間にも職場のストレスに苦しんでおられる方々に、少しでもお役に立つことができれば、著者としてこれ以上の幸せはありません。

もくじ

第一章

「仕事に行けない」にはワケがある

第二章

「もしかして適応障害？」と思ったら

第三章

適応障害にかかりやすい人

第四章

ストレス反応がもたらす症状

第五章

職場というストレスにどう対処するか

第六章

適応障害はセルフコントロールできる
——自分の中の打たれ弱さを克服する

第七章

医者とうまくつきあうには

第八章 自宅安静の過ごし方

第九章 復職者としていかに振る舞うか

第一章

「仕事に行けない」にはワケがある

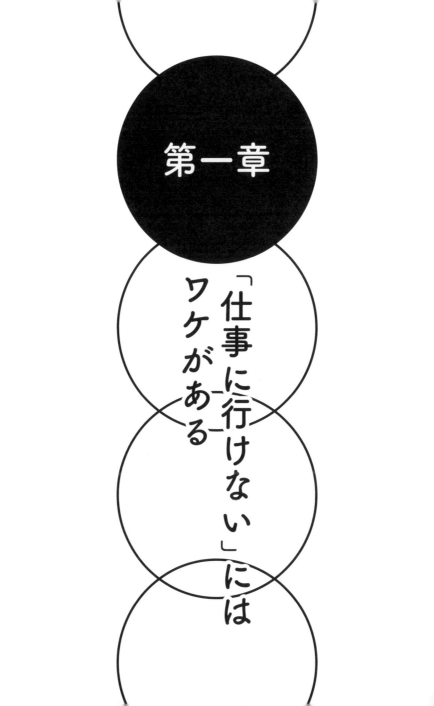

適応障害という言葉が徐々に世の中に知られるようになってきました。とはいえ、言葉は知っていても、その中身までは正しく知らないという人が多いのではないでしょうか。

ここでは、まず適応障害とはどういうものかについて、解説していきます。

○かけがえのない自分が壊れていく

最も有名な適応障害の患者さんといえば、おそらく雅子皇后でしょう。有能な外交官として世界を相手に精力的に仕事をこなしながら、一転、皇室という異文化にさらされてからはそのギャップを乗り越えることが難しく、適応障害と診断されるに至りました。

雅子皇后のケースは、他人事ではありません。外交の第一線で活躍できるほどのタフネスさと冷静さを持ち合わせていたにもかかわらず、彼女は環境の変化に適応できず、心を病んでいったのです。

このことは、心理的なストレスが、いかに深刻な問題を私たちの心と身体にもたらすかを教えてくれます。そう、適応障害は常に私たちと背中合わせにあるのです。

人間は、社会という集団の中で他人と交わりながら、その人なりの存在価値を求めて生きています。一人ひとりはかけがえのない存在で、人とのつながりを通じて、喜び、泣き、笑い、怒り、私たちは自分の価値を確かなものにしています。社会を背景に、自分自身の存在価値を浮かび上がらせるのです。

ところが今、背景であるはずの社会が、個人を飲み込んでその尊厳を希薄化するという現象が起きています。高度に複雑化した社会という外部環境が、ときとして巨大なストレスの怪物となるのです。

過重労働、人手不足、パワハラ、セクハラ、ブラック企業など、昔からある問題もあれば、時代が生んだ新たな問題もあります。これらは、とても個人でコントロールできるものではなく、放置していると飲み込まれ、かけがえのない自分がどんどん壊れていきます。

この怪物に、私たちはどう対処していけばいいのでしょうか。

ご安心ください。幸い、私たちは武器を持っています。職場の保健スタッフ、産業医、医者、法律、漢方薬、西洋薬、運動やリラクゼーション法、考え方の修正法、自宅安静の方法などです。これらを的確に、正しく使っていけば、適応障害は必ず克服することができます。

そのためには、まず敵を知り、じっくり構え、武器の使い方を熟知する必要があります。本書は、そのためのマニュアルです。あなたのすぐそばに迫っているかもしれない適応障害という怪物に打ち克つために、さあ、始めましょう。

○今、適応障害が増えている

世界保健機関（ＷＨＯ）の世界精神保健調査日本調査によると、働く人の中で最も頻度の高い精神疾患はうつ病です。適応障害の主症状が抑うつであるため、統計上、適応障害はうつ病に含まれます。

その十二ヶ月有病率は二・六パーセント、つまり、過去一年間で百人に二～三人の働く人がうつ病にかかっている、ということになります。働く人以外を含む日本人全体のそれが一パーセント台なので、職場におけるうつ病がいかに多いかが、わかるでしょう。

さらに厚生労働省の「患者調査」によると、うつ病や適応障害を含む気分障害の患者数は、二〇一四年で一九九九年の約二倍に増えています。増えているといわれて久しい糖尿病や高血圧の増加率が同じ期間で一・五倍程度なので、二倍という数字の深刻度は相当に高いのです。

では、なぜ、適応障害は増えているのでしょうか。それは、昭和から平成、令和という時代の流れの中で起きた社会の激変と、それに翻弄されてきた私たち日本人のメンタリティに関係がありそうです。

戦後は、復興から始まりました。「団塊の世代」「護送船団」といわれ、みんなが同じ目標に向かって突き進みました。そのパワーは高度成長でいかんなく発揮され、バブルで頂点に達し、「ジャパン・アズ・ナンバーワン」と諸外国から羨まれ、世の中は好景気に沸き、それはいつまでも続くかと思われました。

ところが、バブル崩壊が押し寄せ、あっという間に「失われた二十年」へと転落し、それまで信じて疑わなかった日本型の経営は通用しなくなり、その後やってきたＩＴ革命の波に乗り遅れてしまいました。気がつけば、インドなど新興国の後塵を拝していいます。

令和という新時代を迎え、今、この負けを私たちはやっと自覚し始めたようです。「少子高齢化社会」におののきながら、私たちは、もう以前のように将来に夢を託せなくなってしまっています。適応障害を起こしやすい下地は、確実にできあがっているのです。

時代の変化とともに、適応障害の患者さんも増え、そして変わっていきました。私が駆け出しのころ、訪れる患者さんといえば、生真面目と実直を絵に描いたような、いわゆる「モーレツ社員」ばかりでした。主に男性で、仕事人間であるがゆえに燃え尽きて、うつになるのです。性格類型でいうと、うつ病の病前性格といわれる「執着性格」や「タイプA」(60ページ参照)の人たちです。

それが、「リーマンショック」を過ぎたころでしょうか。ちらほらと女性の数が増えていきました。「男女雇用機会均等法」が施行され、女性の社会進出が増えていったとともに、「心療内科」が標榜科として認められ、心のクリニックに行きやすくなったというのもあったでしょう。

ほどなく、患者さんの訴えるストレスの内容が、仕事量の多さ、スキルの難しさといったことから、上司や同僚とうまくいかない、嫌がらせを受ける、セクハラといった人間関係の問題へと変化していきました。

やがて、「就職氷河期」「ゆとり世代」といった言葉が世に上るようになり、「働きたくない」「働く意味がわからない」といった若者からの訴えが増えました。気がつけば、クリニックの待合室は若者と女性でいっぱいです。中高年の「モーレツ社員」は、めっきり見かけなくなってしまいました。

このように、社会の変化をなぞるように、適応障害は病像を変えていったのです。

○そもそも適応障害ってどんなもの？

あなたの身の回りを見渡してみてください。最近、体調の悪そうな人、顔色のすぐれない人、仕事の壁にぶち当たっている人、上司とうまくいっていない人などの、一人や二人はいるのではないでしょうか？　いや、もしかしたら、あなた自身がそうなのかもしれません。

人は誰しも、いやなことがあれば落ち込みます。それは正常な反応です。けれども、それも度が過ぎれば病気になりますし、治療が必要となります。

前節で、適応障害は社会の変化とともに病像が変わっていくものだと述べましたが、基本となる構造に変わりはありません。

つまり、**適応障害とは、正常なストレス反応からくる誰にでも起こりうる心身の変化**です。きわめてわかりやすくシンプルで、特殊な精神疾患ではありません。まず、そのことをしっかり認識してください。

誰にでも起こるといっても、決して軽症のものばかりではありません。長期化すれ

図 1-1 適応障害などに至る流れ

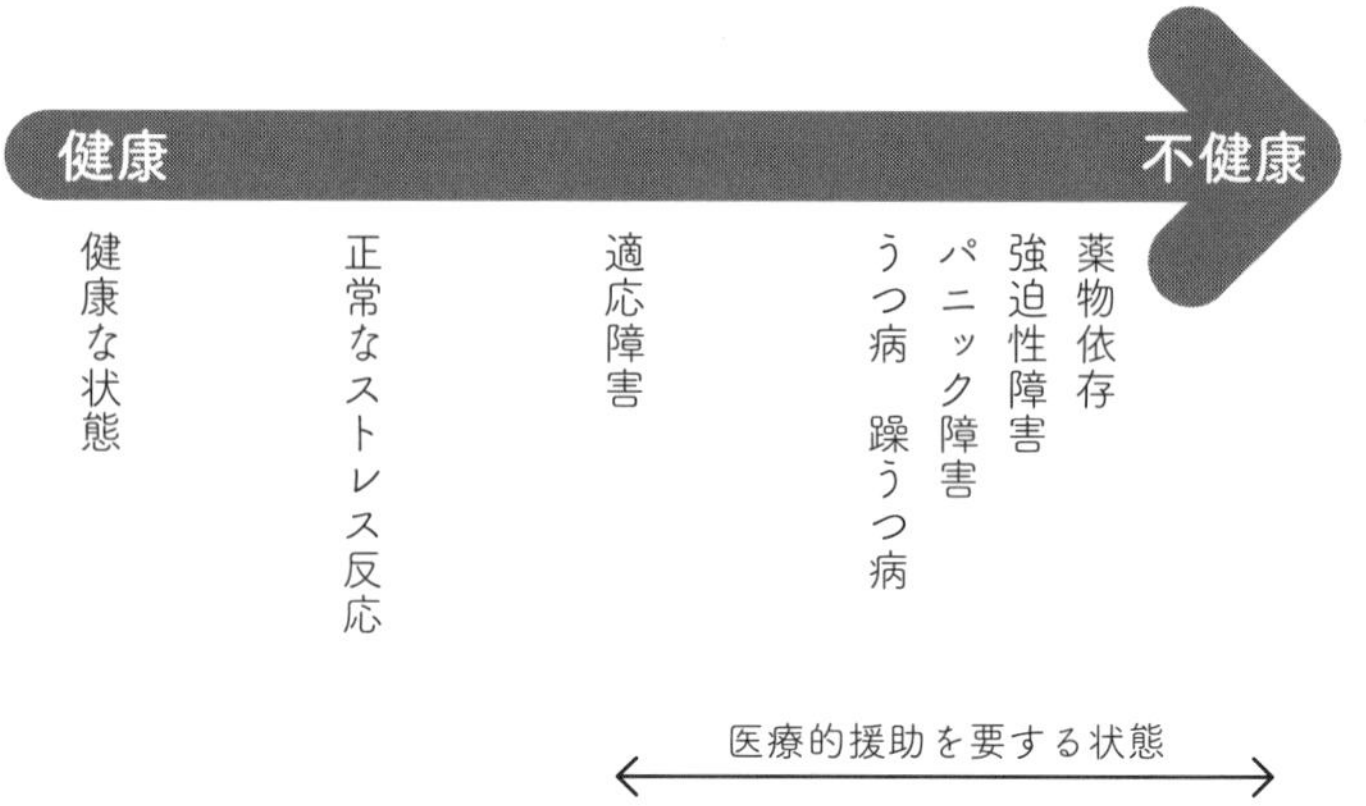

出典：小杉正太郎・齋藤亮三『ストレスマネジメントマニュアル』（弘文堂、2006）より一部改編

ば悪化し、うつ病や神経症といった、ほかの精神疾患に移行することがあります。事実、全国統計では、いったん適応障害と診断されても、五年後には四十パーセントの人がうつ病に診断名を変更されています。さらに悪化すれば、自殺にさえ至ります。

　適応障害は、ごく普通に働いていた人が何らかのストレスにさらされ、最初はうまく対処できていたのにやがてできなくなり、社会の実情を反映しながら心と身体に支障をきたしていく。そういう疾患です。

　図に示すと、上のようなイメージになります。

　では、適応障害とはどういう病気なの

か、さらに詳しく見ていきましょう。

○ストレスに弱い日本人のメンタリティ

私たちが時代に容易に翻弄されていった背景には、日本人特有のメンタリティがありそうです。これは、適応障害にかかりやすいメンタリティでもあります。つまり、ストレスに弱いメンタリティです。

日本人のメンタリティの特徴は、「勤勉」「現状容認」「依存」です。

まず、「勤勉」は以前からいわれてきたことですが、ドイツ人のように、仕事とプライベートをきれいに分ける洗練されたものではありません。多分に自己犠牲的、自虐的です。がむしゃらで忍耐を強いる「勤勉」によって、私たちは高度成長を成し遂げてきたのです。

これは、快を伴わない勤勉であることから、そのこと自体がストレスになります。そこへ、さらに強いストレスがかかると、それ以上に耐えることができません。

「現状容認」とは、文字通り、現状を変えたがらないことです。多少の不具合があっても目をつむり、調和することをよしとします。

これは、もちろんいい面もありますが、現代の日本においてはネガティブな形で出ているることが多いようです。ブラック企業の過酷な職場環境などはその典型でしょう。改善を主張するより、「仕事だからこんなものか」「上司がいうから」と不本意ながらも受け入れ、結局はいつまでもいいように使われて、ストレスをため込んでしまいます。

「依存」は、誰かに頼りたいという心性で、当事者意識に乏しいということです。「誰かが解決してくれるだろう」「自分が声を上げたところで変わらない」と危機意識に欠け、他人任せにします。

これは、自立心の欠如ともいえます。自立心を発揮するには、先見性と実行力、勇気が必要で、それがないと、人は容易に欲求に流されてしまいます。やりたいことはできても、やるべきことはできないとか、仕事には行けないけれど趣味は楽しめる、といった新型うつ病はその典型です。

時代とともに、「勤勉」よりもこの「依存」が確実に色濃くなってきています。

このように、私たち日本人は傷つきやすいメンタリティを持っている上に、好むと好まざるとにかかわらず、変化する世の中に翻弄され続けています。ゆえに、自分の身は自分で守るという意識を、まずはしっかり持たなければなりません。

○会社はあなたを守ってくれますか？

あなたが一日の多くの時間を過ごすのが、職場です。その職場には、多くのストレスが存在します。あなたをストレスから守ってくれる体制が、職場には備わっているでしょうか？

法的には、**労働基準法、労働契約法、過労死等防止対策推進法、労働安全衛生法**という四つの法律によって、あなたの心の健康は守られています。

労働基準法では労働時間が過剰にならないように、労働契約法では労使契約の不利が生じないように、過労死等防止対策推進法では過労死に至らないように、労働安全衛生法ではストレスを蓄積しないように、です。

しかし、これであなたのメンタルヘルスは担保されているといえるでしょうか。産業医の配置は五十人以上の従業員のいる事業場でしか義務ではありませんし、政府が鳴り物入りで導入したストレスチェック制度も、大きな成果を挙げているとはいえません。

そのストレスチェック制度は、二〇一五年十二月より義務化されましたが、心の病の早期発見を目的とした二次予防ではなく、あくまで、被験者本人への気づきを促すだけの一次予防にすぎません。

一次予防の何が問題かというと、たとえ検査で問題が見つかり、産業医や保健スタッフがそれを把握したとしても、本人からの申し出がない限り相談に乗ることができないのです。

つまり、テスト結果の開示が、被験者本人の裁量にゆだねられ、専門家である産業医や保健スタッフが自由に援助活動を行うことができないようになっています。これは、個人情報の壁です。

このことによって、例えば被験者本人に、ストレスへの意識の低さや処遇に影響が出るのではないかといった疑心暗鬼が生じた場合、申し出を差し控えるという事態が起こってしまいます。そうすると、問題が被験者の内面に隠ぺいされ、放置され、適応障害の発症につながりかねません。これでは、効果的な適応障害の予防にはなりません。実際、ストレスチェック制度が導入されてからも、適応障害は減っていません。

また、具体的なメンタルヘルス対策が、結局は個々の事業体の意識にゆだねられていることも問題です。産業医、保健スタッフを常時配置し、こまめにストレスチェックや相談を行っている会社もあれば、法律を無視して長時間労働を強いている、いわゆるブラック企業もあります。

もし、あなたが職場のサポート体制についてあまり知らないとしたら、よく調べてください。そして、しっかりとしたメンタルヘルスのサポート体制があれば、おおいに利用してください。しかし、残念ながらそういう体制がないのなら、本書で知識を身につけ、自分の身は自分で守るようにしましょう。

大切なのは、セルフケア、セルフコントロールです。適応障害の兆候をいち早く察知し、未然に防ぐ、または発症の早期に治療に入るためには、この二つが大変重要です。以後、これらについて、さらに詳しく述べていきます。

○職場でのストレスが増えている

あなたが職場で受けるストレスとは、いったい、どのようなものでしょうか？

厚生労働省により毎年行われている労働安全衛生調査では、職場で「強い不安、悩み、ストレスとなっていると感じる事柄がある」と感じている労働者が五十八・三パーセント（二〇一七年）にのぼりました。十人以上を雇用する民間の事業所一万四千箇所から抽出した、一万八千人より得られた回答です。

そのストレスを内容別に見ると、次のようになります（複数回答）。

「仕事の質、量」　三十六・五パーセント
「対人関係（セクハラ、パワハラを含む）」　十七・八パーセント
「役割、地位の変化等（昇進、昇格、配置転換等）」　十三・四パーセント
「仕事の失敗、責任発生等」　二十・三パーセント
「事故や災害の体験」　一・四パーセント
「雇用の安定性」　八・二パーセント
「会社の将来性」　十二・八パーセント

より複雑化する仕事が次から次へと押し寄せ、抱えきれない中で人間関係が殺伐になっているというビジネス現場が浮かび上がります。

このうち、上位二つの「仕事の質、量」「対人関係（セクハラ、パワハラを含む）」は、事業所の規模が大きいほど割合が高くなります。昇進や昇格は一見喜ばしいことですが、人間関係の複雑化、責任が重くなるといったことで重荷になりがちです。「仕事の失敗」「事故や災害の体験」などは心の傷として残り、慢性的な抑うつ、不安の原因になります。「雇用の安定性」「会社の将来性」は、規模の小さい事業所ほどストレス度が大きくなります。

　ここで注意すべきは、発生頻度こそ「仕事の質、量」が一位ですが、心療内科への受診率という点では、**「対人関係（セクハラ、パワハラを含む）」が一位**だということです。

「仕事の質、量」の問題は、上司や同僚に相談しやすいので、周囲の協力があれば解決に向かいますが、「対人関係（セクハラ、パワハラを含む）」は、個人的な感情の対立になりがちで、組織として解決することが難しく、適応障害の温床となります。

○ストレスのメカニズム

　長引いたストレスは、徐々に心と身体を蝕んでいきます。最初は、「なにくそ」と戦闘モードで頑張ることができても、時間が経つにつれて疲れ果て、戦うことができなくなってしまいます。

　なぜ、そんなことが起きるのでしょうか。これには、抗ストレスホルモンと呼ばれる一連のホルモンの働きが関係しています。

　まず、あなたがストレスに直面したとき、脳の視床下部という部位がそれを認識し、ＣＲＨ（副腎皮質刺激ホルモン放出ホルモン）が分泌されます。ＣＲＨは、その近くにある脳下垂体と自律神経の交感神経中枢に作用し、脳下垂体よりＡＣＴＨ（副腎皮質刺激ホルモン）とベータエンドルフィン、交感神経中枢からのノルアドレナリンの分泌を促します。

ＡＣＴＨは、腎臓に乗っかるようにして存在する副腎に作用してコルチゾールの分泌を促し、全身の代謝を高め、また、免疫力を強化します。ベータエンドルフィンは、脳内麻薬として不安や緊張を和らげます。ノルアドレナリンも副腎に作用し、アドレナリンの分泌を促します（図1－2参照）。

こうした一連の反応の結果、全身の交感神経が刺激され、血圧上昇、脈拍増加、瞳孔散大などが起こり、ストレスに立ち向かうための準備、すなわち戦闘モードが作り上げられるのです。

○戦闘モードは長続きしない

もし、戦闘モードがいつまでも続くなら、私たちは決してストレスに負けることはないでしょう。適応障害にもかかりません。でも、現実にはそんなことはなく、時間が経つにつれて疲れ果て、やがて戦えなくなってしまいます。

図 1-2 ストレスのメカニズム

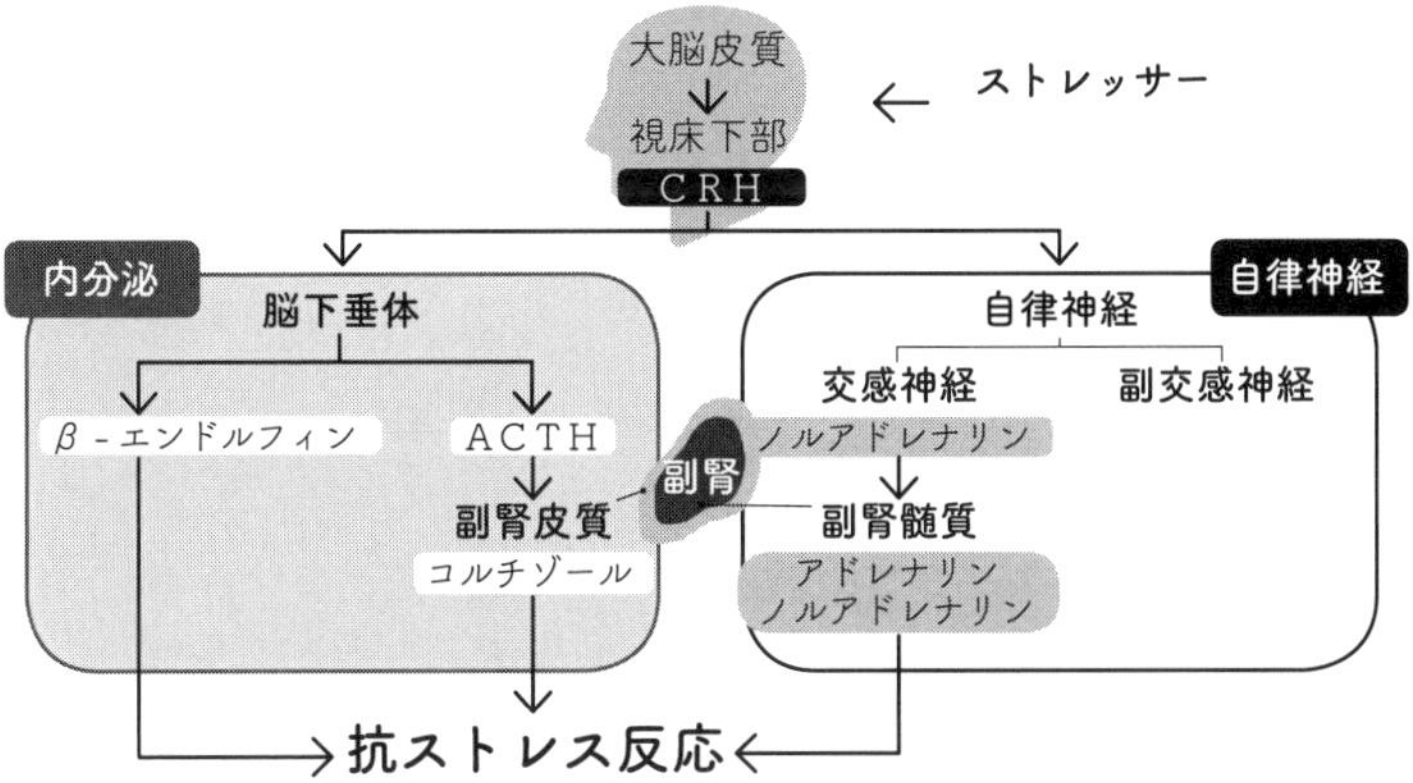

図 1-3　戦闘モードによる身体の変化

身体の場所		変化
涙腺	➡	血管が収縮、涙の分泌が減る
唾液腺	➡	唾液が減り、喉がカラカラに渇く
胃腸の分泌腺	➡	胃液や腸液の分泌が減る
胃腸の運動	➡	動きが減り、便秘がちになる
気管の平滑筋	➡	ゆるんで気管内径が広がる
心臓のリズム	➡	心拍数が増えてドキドキする
心筋の収縮	➡	大きく収縮し、たっぷり血液を送る
末梢血管	➡	収縮し、血圧が上がる
汗腺	➡	汗をたくさんかく
立毛筋	➡	収縮し、鳥肌が立つ
膀胱、直腸の筋肉	➡	尿や便をためる。便秘になる
膀胱、肛門括約筋	➡	締まって、尿や便が出せない
脳、神経	➡	興奮する

これは、CRHやACTH、ベータエンドルフィンなど、抗ストレスホルモンといわれるホルモンの分泌が、時間とともに枯渇してくるからです。

結果、コルチゾールやアドレナリン、ノルアドレナリンが徐々に働かなくなり、代謝、免疫力、自律神経機能などが低下し、疲労、倦怠、食欲不振、不眠、めまい、抑うつといった症状が出てくるのです（前ページ、図1－3参照）。

この過程は、**「警告期」「抵抗期」「疲弊期」**という三段階に分けることができます（図1－4参照）。

「警告期」は、ストレスに直面したことによる緊張、高揚の時期です。これにより、抗ストレスホルモンの分泌にスイッチが入ります。「抵抗期」では、その機能が存分に発揮されストレスに対抗しますが、「疲弊期」に至ると、抗ストレスホルモンが枯渇し、戦えなくなります。

このようにして、適応障害を発症します。

各期がどのくらいの時間を経て次の段階に移行するかは、ストレスの強度、持続時間、個人のストレス耐性の優劣にかかっています。

ストレス反応の三段階を、時間軸で考えてみましょう。

まず、最大レベルのストレスを想定した場合、「警告期」は数分と、とても短いの

図 1-4 ストレス反応の 3 段階

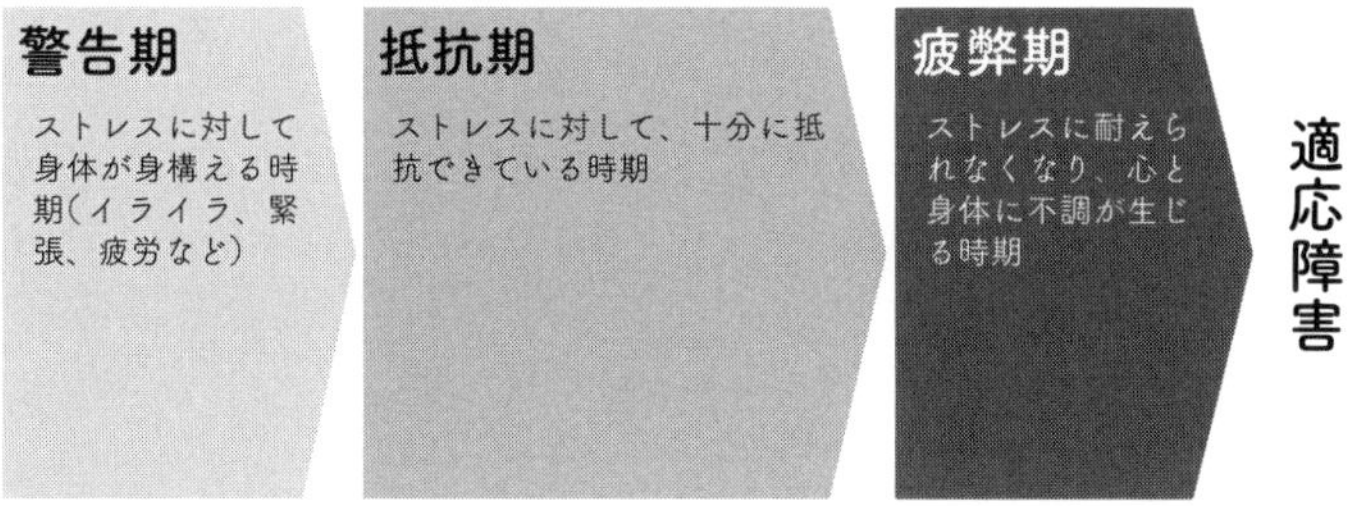
警告期
ストレスに対して身体が身構える時期（イライラ、緊張、疲労など）
抵抗期
ストレスに対して、十分に抵抗できている時期
疲弊期
ストレスに耐えられなくなり、心と身体に不調が生じる時期
適応障害

です。

　わかりやすい例では、ボクシングの試合が挙げられます。自分に殴りかかってくる相手の攻撃をかわし、しかも、反撃して勝たなければなりません。

　ボクシングの一ラウンドが三分しかないのは、どんなに鍛え上げた人でも、そういう極限のストレス状況では、「警告期」から「抵抗期」が、せいぜい三分しか続かないということを経験的に知っているからです。

　もう少し長い時間軸で見ると、大勢の人の前で行うプレゼンテーションがあります。これも、休憩なしでいいパフォーマンスが続けられるのは、せいぜい一時間ほど、長くて三時間ぐらいでしょう。

　さらに長く見ると、新入社員の入社直後の頑張りがあります。夢と希望を持って新生活をスタートさせたものの、梅雨が始まるころに燃え尽きてしまう

——いわゆる五月病です。実際は、五月ではなく夏前ごろ、入社から三ヶ月ほど経ったころです。

同様に、入社三年目、三十歳を過ぎたころ、といった時期に疲弊期に至る節目がやってきます。

興味深いのは、いずれも三という数字が節目になっていることです。三分、三時間、三ヶ月、三年と、三という数字を軸に疲弊期はやってきます。

これを覚えておくと、ストレスの予防に役立てることができます。例えば、入社してからそろそろ三年が経ったから、少し力をゆるめて余暇を楽しもう、といった具合です。知っておいて損はないでしょう。

◯適応障害はこんなふうにできている

適応障害は、ストレス（外部要因）、感じ方や考え方という心理的要素（内部要因）、三段階のストレス反応（時間要因）、という三つの要素から成り立っています。図で表すと次のようになります（図1－5参照）。

外部要因と内部要因が、時間要因を軸に、シーソーのように、より比率の高いほう

図 1-5 適応障害３つの要素

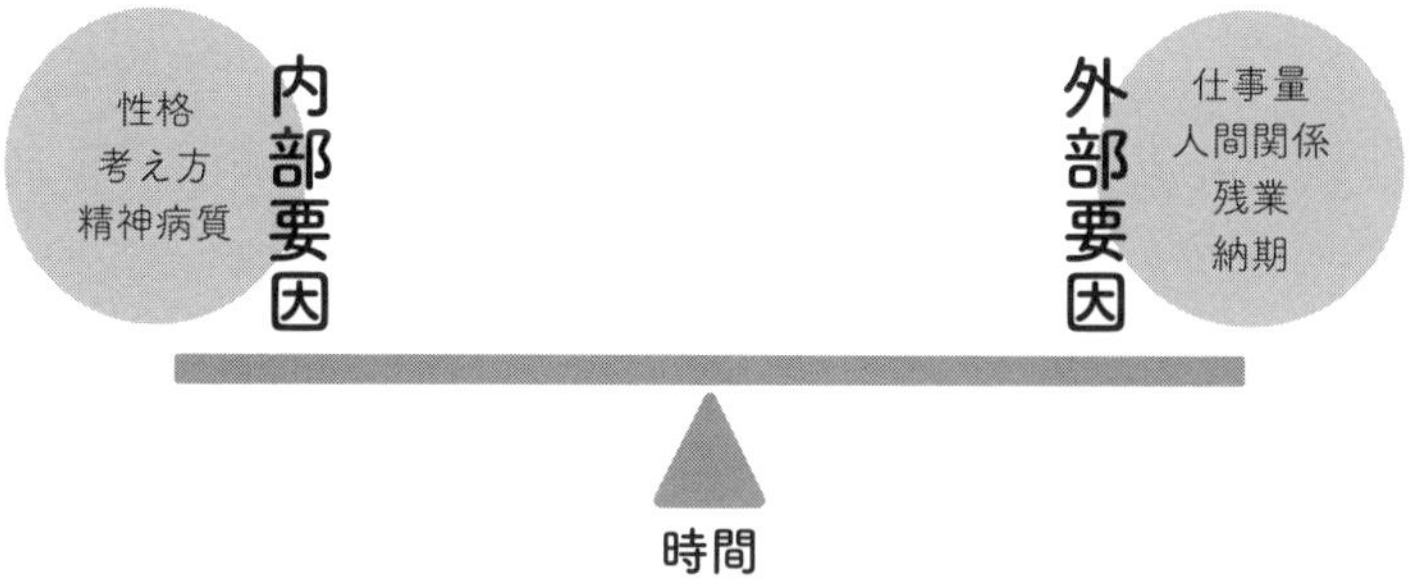

ストレス反応の３段階

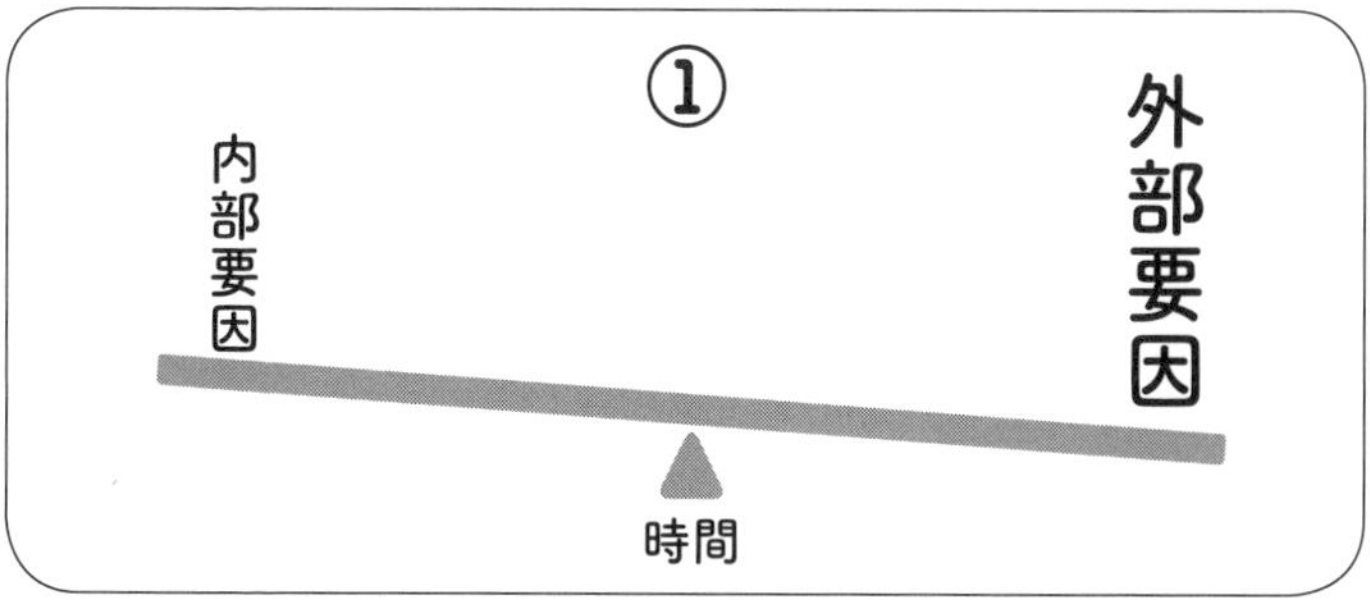

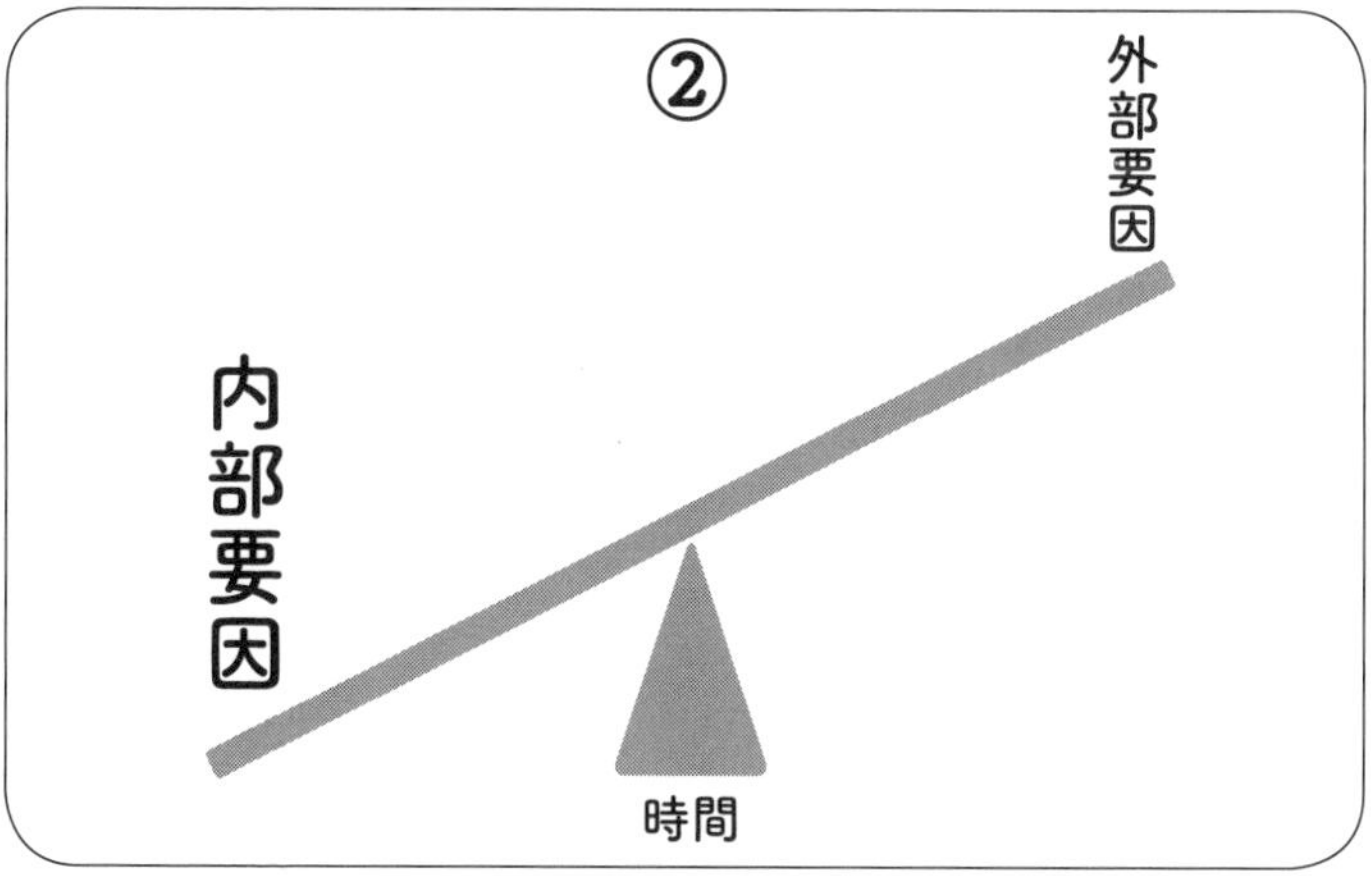

に傾きます。その傾き方が、適応障害の個人差です（適応障害シーソー）。

例えば、性格や考え方に問題がなく、あるのは外部要因のストレスだけで、なおかつストレスが生じた期間も短いという人は①になります。このパターンは治りが早く、職場から離れて自宅安静に入ればほどなく回復します。

片やクヨクヨと考え込み、ストレスの期間が長い人は②です。こういう人は、自宅安静に入っても心が休まらず、不眠や食欲不振などの症状がなかなか改善しません。

あなたが何かストレスを感じているとしたら、この図を思い出して、直面するストレスを外部要因、内部要因、時間要因に分け、どこにどの程度の問題があるかを整理してみるとよいでしょう。

◯適応障害には自分で治すべき部分がある

ストレス（外部要因）、感じ方や考え方という心理的要素（内部要因）、三段階のストレス反応（時間要因）について、それぞれ具体的な例を挙げていきます。

①外部要因

・上司と関係が悪化した　・異動先に慣れない　・セクハラを受けている
・残業時間が月百時間を超えている　・取引先とうまくいかない

②内部要因
・ちょっとしたことに傷つきやすい　・すぐにカッとなる
・仕事に興味が持てない　・もともとコミュニケーションが下手

③時間要因（ストレス反応の疲弊期の症状）
・抑うつ　・不安　・焦燥　・不眠　・頭痛　・疲労　・倦怠　・食欲不振
・腹痛　・便秘　・下痢　・めまい

あなたがこれらの問題を抱え、周囲のサポート体制である産業医、会社の保健スタッフ、医者等に相談したとします。外部要因は職場の問題なので、一次的に介入するのは産業医であり保健スタッフです。彼らがまず問題の評価をし、上長や人事部に橋渡しをして、ストレス環境の調整に動きます。

内部要因は、直面するストレスをどう理解し、感じ、対処するかという問題です。そこには、あなたを打たれ弱くしている考え方のゆがみ、感情の浮き沈みといったことがあるかもしれません。これを担うのは、心理療法を行うカウンセラーです。

時間要因は、医者が治療します。薬物療法が一般的でしょう。

ここで注意すべきは、それぞれの問題を専門職に丸投げしてもいいのかということです。例えば、骨折や癌といった一般的な身体疾患では、外部環境やあなたがどう考えるかということは関係ありません。医者に治してもらう部分がほとんどです。

これを適応障害シーソーに当てはめると、時間に規定された身体内部の変化である時間要因に相当し、治癒の上で考慮すべきはそれだけです。しかし、適応障害には外部要因と内部要因が存在します。

これら外部要因と内部要因は、専門職の介入以上に**セルフコントロール**が重要です。セルフコントロールとは、常に自分をモニタリングして、異常を感じれば上司に相談する、医務室を利用する、感情的になりやすい考え方を修正するといったことです。これは、自ら適応障害に気づき、治すということとともに、予防という点からも大切になってきます。

つまり、適応障害の治療と予防では、自分自身が産業医、保健スタッフ、カウンセラーに続く第四の職位になるという意識が必要です。そう、**自分が自分の主治医になる**のです。

何も難しいことではありません。いつもより少し早く寝る、週末に運動する、間食を控える、といった小さなことの積み重ねです。それは、単に薬を飲むだけではなく、自分の体調に常に気を配るということです。

○ほかの精神疾患との違い――区別の難しい適応障害

適応障害には、特有の症状がありません。適応障害で見られる心身両面にわたる症状、例えば、抑うつ、意欲低下、無気力、不安、焦燥、倦怠、不眠などは、うつ病をはじめとするほかの精神疾患でも見られます。

では、どのようにして、こうした疾患と適応障害を区別するのでしょうか。

代表的な精神疾患として、統合失調症、躁うつ病、強迫性障害、人格障害、自閉症などがありますが、これらは外部要因とは関係のない、脳そのものの問題として扱うことができるので、比較的容易に区別できます。

対人場面で過緊張となる社交不安障害は、外部要因としてのストレスが存在しますが、問題の本質が対人過敏という、その人の内面の問題に帰結することから適応障害とは区別します。また、死別による抑うつや不安も、死別反応として適応障害には含みません。

問題は、うつ病と不安障害です。これらの疾患は、ストレス源のない脳の問題として考えられる場合もあれば、明らかにストレスによって生じていることもあります。

また、一見、何のストレスもなく発症したように見えても、職場から一定期間離れると改善することもあれば、ストレス源が認められたから職場から離れる処置をしたのに、一向に症状の改善が見られないということもあります。

こうした場合、前者であれば、うつ病から適応障害に、後者であれば、適応障害からうつ病に病名を変更しなければなりません。変更すること自体に問題はありませんが、外部要因が関係しているか否かで治療法に差が出てくるので、その見極めはしっかりしなければなりません。

パニック障害、過呼吸症候群、過敏性腸症候群もまた、ストレスが背景にあることの多い疾患で、適応障害の症状、または付随する疾患として位置づけることができます。しかし、ストレスから遠ざかり、一定期間の時間が経過してもそれらの症状が持続する場合は、適応障害から切り離し、独立した疾患として扱います。

このように、適応障害と一口にいっても、ほかの疾患との境界が曖昧だったり、別の疾患を伴ったりします。適応障害は、すそ野の広い、複雑な一面のある疾患だということを知っておいてください。

第二章

「もしかして適応障害？」と思ったら

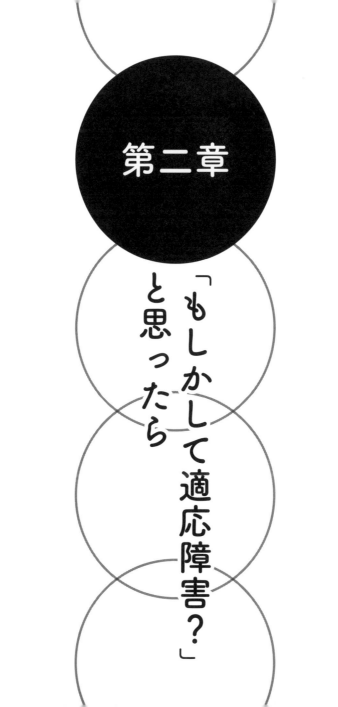

第一章で、適応障害のおおまかな構造を理解できたことと思います。この章では、あなたが職場でストレスを感じ、何らかの体調不良を自覚したとき、どのようにして自己診断していけばいいかについて、「睡眠」「過重労働」「対人関係」「仕事の価値」「抑うつ度」の五つの視点から見ていきます。

○注目すべきは睡眠

第一章でお伝えしたように、人がストレスにさらされ、それが慢性的に続くとき、「ストレス反応の三段階」が進行します。このとき起きていることは、自律神経、特に交感神経の過緊張です。

この緊張のしわ寄せが最初にくるのが、睡眠です。遅くまで仕事をして、午前〇時を過ぎて帰宅しても、疲れているのに眠れないということは、誰しも経験があるのではないでしょうか。

睡眠時間が六時間を下回って減少すると、抑うつや適応障害の発症リスクが高まります。そして、四時間未満の睡眠が二十週続いた場合は、適応障害の発症率は八十パーセントにもはね上がるのです。

よりよい眠りに入るためには、緊張を高める交感神経の機能が緩和し、リラックス状態をもたらす副交感神経に切り替わる必要がありますが、慢性的なストレス状況では、それがうまくいきません。その結果、入眠困難、浅眠、中途覚醒、早朝覚醒といった睡眠障害を発症します。

注意すべきは、睡眠の質の悪化が、案外自覚されにくいということです。製薬会社のファイザー社が四千人に行った調査によると、医学的に不眠症と判断できる人の六割が、自分の睡眠に大きな不満を持っていなかったということです。

このことは、適応障害の初期兆候である睡眠障害が、いかに見過ごされやすいかを示しています。裏を返せば、睡眠障害を早期に捉え、よく眠れるように仕事の調整やセルフコントロールができれば、適応障害の発症を食い止めることができるということです。その意味で、睡眠の質を知ることは、とても大切です。

睡眠障害の自己診断には、世界保健機関が作成した「アテネ不眠尺度」を用います（次ページ、図2-1参照）。八つの質問項目から成る簡素な質問票ですが、睡眠障害の抽出率は高い優れたものです。四～五点の人は不眠症の疑いが、六点以上の方は産業医に相談してみるか、病院にかかるべき状態だと思ってください。

図2-1 アテネ不眠尺度（ＡＩＳ）不眠症の自己評価

過去一ヶ月間に、少なくとも週三回以上経験したものを選んでください。

1	寝床についてから実際に寝るまで、時間がかかりましたか？	0	いつもより寝つきはよい
		1	いつもより少し時間がかかった
		2	いつもよりかなり時間がかかった
		3	いつもより非常に時間がかかった。あるいは全く眠れなかった
2	夜間、睡眠の途中で目が覚めましたか？	0	問題になるほどのことはなかった
		1	少し困ることがある
		2	かなり困っている
		3	深刻な状態、あるいは全く眠れなかった
3	希望する起床時間より早く目覚めて、それ以降、眠れないことはありましたか？	0	そのようなことはなかった
		1	少し早かった
		2	かなり早かった
		3	非常に早かった、あるいは全く眠れなかった
4	夜の眠りや昼寝も合わせて、睡眠時間は足りていましたか？	0	十分である
		1	少し足りない
		2	かなり足りない
		3	全く足りない、あるいは全く眠れなかった
5	全体的な睡眠の質について、どう感じていますか？	0	満足している
		1	少し不満である
		2	かなり不満である
		3	非常に不満である、あるいは全く眠れなかった
6	日中の気分はいかがでしたか？	0	いつも通り
		1	少し滅入った
		2	かなり滅入った
		3	非常に滅入った
7	日中の身体的および精神的な活動の状態は、いかがでしたか？	0	いつも通り
		1	少し低下した
		2	かなり低下した
		3	非常に低下した
8	希望する起床時間より早く目覚めて、それ以降、眠れないことはありましたか？	0	全くなかった
		1	少しあった
		2	かなりあった
		3	非常にあった
	合計		［１～３点］睡眠がとれています ［４～５点］不眠症の疑いが少しあります ［６点以上］不眠症の可能性が高いです

○死につながることもある過重労働

あなたは、「過重労働って何ですか？」と聞かれたら、何と答えるでしょうか。「長時間労働や、ストレスの大きい仕事」というふうに答えるかもしれません。それは間違ってはいませんが、医学的には、もっとシビアに捉えます。

つまり、**過重労働とは、脳・心臓疾患の発症の基礎となる血管病変等の発症率が著しく高くなる労働負荷**のことです。

この過重労働をもたらす負荷は、次の三つに分けることができます。

①異常な出来事
極度の緊張、興奮、恐怖、驚がく等の強度の精神的負荷を引き起こす突発的または予測困難な異常事態

②短期間の過重業務
日常業務に比較して、過重な身体的、精神的負荷を生じさせる業務。具体的には、長時間勤務、不規則勤務、出張の多さ、交代勤務・深夜勤務、過酷な作業環境（温度・騒音・時差）、精神的緊張を強いられる業務

③長時間の過剰業務

一ヶ月あたり四十五時間を超える時間外労働が続くほど、脳・心臓疾患の発症と相関性が高くなり、八十～百時間を超えるとさらに相関が明確となる

（出典：「厚生労働省労働基準局補償課職業病認定対策室、脳血管疾患及び虚血性心疾患等の認定基準について」２００１）

このように過重労働とは、単に「きつい仕事」というだけではなく、脳出血や心筋梗塞など、死に直結している危険なものであると認識してください。

さらに重要なのは、脳出血や心筋梗塞の発症は、適応障害の「成れの果て」であるということです。疲労が蓄積し、仕事が思うように進められなくなり、適応障害が発症し、ストレス反応から高血圧や脂質代謝異常が起こり、やがて血管が蝕まれる。

つまり、適応障害を早期に治療することは、脳や心臓の致死的な病気を未然に防ぐことにもつながるのです。

過重労働もまた、睡眠障害同様に見過ごされやすい傾向にあります。ただ、こちらは多分に心理的な要因を含んでいます。

例えば、疲れているという自覚はあっても、納期やノルマ、高いモチベーションに

よって、心身のケアよりも目的の達成のほうを優先してしまい、過重労働への気づきが遅れてしまうといったことです。

仕事への意識が高い人ほどそのような傾向が強く、適応障害を発症したころには後戻りが難しいくらいに悪化していることもあります。身体の不調を認めてしまうと仕事から離れて休まなければならなくなるので、無意識のうちに身体への感受性を鈍くしてしまうのです。

これを失体感症といいます。失体感症は病気ではありませんが、適応障害を発症しやすい性格の要素の一つです。

では、どうすれば過重労働を自覚できるようになるのでしょうか。

まず、客観的な指標として勤怠が挙げられます。

例えば「残業百時間／月以上」などです。しかし、勤怠は心身の状態とは直結していません。心身の変調に紐づけされた過重労働の度合いをはかるには、厚生労働省の作成した「労働者の疲労蓄積度自己診断チェックリスト」が有用です（44～45ページ、図2-2参照）。

「労働者の疲労蓄積度自己診断チェックリスト」は、二〇〇三年に厚生労働省によって作成されました。これは、最近一ヶ月の自覚症状と勤務状況から四段階で判定しま

図 2-2 労働者の疲労蓄積度自己診断チェックリスト

記入年月日 ________ 年 ____ 月 ____ 日

このチェックリストは、労働者の仕事による疲労蓄積を、自覚症状と勤務の状況から判定するものです。

1．最近一ヶ月間の自覚症状について、各質問に対し、最も当てはまる項目の□に✓をつけてください。

1	イライラする	□ほとんどない(0)	□ときどきある(1)	□よくある(3)
2	不安だ	□ほとんどない(0)	□ときどきある(1)	□よくある(3)
3	落ち着かない	□ほとんどない(0)	□ときどきある(1)	□よくある(3)
4	憂うつだ	□ほとんどない(0)	□ときどきある(1)	□よくある(3)
5	よく眠れない	□ほとんどない(0)	□ときどきある(1)	□よくある(3)
6	身体の調子が悪い	□ほとんどない(0)	□ときどきある(1)	□よくある(3)
7	物事に集中できない	□ほとんどない(0)	□ときどきある(1)	□よくある(3)
8	することに間違いが多い	□ほとんどない(0)	□ときどきある(1)	□よくある(3)
9	仕事中、強い眠気に襲われる	□ほとんどない(0)	□ときどきある(1)	□よくある(3)
10	やる気が出ない	□ほとんどない(0)	□ときどきある(1)	□よくある(3)
11	へとへとだ（運動後を除く）	□ほとんどない(0)	□ときどきある(1)	□よくある(3)
12	朝、起きたとき、ぐったりした疲れを感じる	□ほとんどない(0)	□ときどきある(1)	□よくある(3)
13	以前と比べて疲れやすい	□ほとんどない(0)	□ときどきある(1)	□よくある(3)

<自覚症状の評価>各々の答えの（　）内の数字をすべて加算してください。

合計 □ 点

Ⅰ	0~4点	Ⅱ	5~10点	Ⅲ	11~20点	Ⅳ	21点以上

2．最近一ヶ月間の勤務の状況について、各質問に対し、最も当てはまる項目の□に✓をつけてください。

1	一ヶ月の時間外労働	□ない、または適当（0）	□多い（1）	□非常に多い（3）
2	不規則な勤務（予定の変更、突然の仕事）	□少ない（0）	□多い（1）	−
3	出張に伴う負担（頻度、拘束時間、時差など）	□ない、または小さい（0）	□大きい（1）	−
4	深夜勤務に伴う負担（★1）	□ない、または小さい（0）	□大きい（1）	□非常に大きい（3）
5	休憩・仮眠の時間数および施設	□適切である（0）	□不適切である（1）	−
6	仕事についての精神的負担	□小さい（0）	□大きい（1）	□非常に大きい（3）
7	仕事についての身体的負担（★2）	□小さい（0）	□大きい（1）	□非常に大きい（3）

★1：深夜勤務の頻度や時間数などから総合的に判断してください。深夜時間帯（午後10時～午前5時）の一部または全部を含む勤務をいいます。

★2：肉体的作業や寒冷、暑熱作業などの身体的な面での負担

＜勤務の状況の評価＞各々の答えの（　）内の数字をすべて加算してください。

合計□点

A	0点	B	1~2点	C	3~5点	D	6点以上

次の表を用い、自覚症状、勤務の状況の評価から、あなたの仕事による負担の点数（0～7）を求めてください。

【仕事による負担度点数表】

		勤務の状況			
		A	B	C	D
自覚症状	Ⅰ	0	0	2	4
	Ⅱ	0	1	3	5
	Ⅲ	0	2	4	6
	Ⅳ	1	3	5	7

※糖尿病や高血圧症などの疾病がある方の場合は、判定が正しく行われない場合があります。

➡あなたの仕事による負担度の点数は:□点（0～7）

	点数	仕事による負担度
判定	0~1	低いと考えられる
	2~3	やや高いと考えられる
	4~5	高いと考えられる
	6~7	非常に高いと考えられる

す。四点以上の方は要注意です。**六点を超えると、脳出血や心筋梗塞など、突然死に至る致死的な病気との相関が高くなる**ので、早急に仕事のあり方を調整し、疲労を取り除くようにしましょう。

○対人関係を振り返る

対人関係は複雑で個人差があり、地位によっても違ってきます。まさに千差万別です。しかし、人間の行動パターンというのは案外シンプルで、職場での対人関係のストレスは、「対人葛藤」「対人劣等」「対人摩耗」の三つに分類することができます。これらを軸に、あなたの対人ストレスをはかってみましょう。

「対人葛藤」とは、部下や同僚との対立など、衝突によるストレス。「対人劣等」は、コミュニケーションスキルの不足、ハラスメントなど、劣等感を感じてしまうストレス。「対人摩耗」は、上司や同僚、取引先など、人間関係を円滑に進めようとするあまり、気疲れをしてしまうストレスです（出典：橋本剛「対人ストレスの定義と種類」２００３）。

「対人葛藤」は、欧米では最も頻度の高いストレスですが、日本では「対人劣等」「対人摩耗」がメインとなります。特に、表面上はうまくいっている人間関係でも、気を遣ったり配慮したりと、内心はストレスに感じている「対人摩耗」が多いのが特徴といえます。

以下に、三つの分類の具体的な項目を示します。過去一ヶ月を振り返り、職場の同僚、部下、上司等との関係を思い出し、当てはまるエピソードをチェックしてください。トータルで七個以上当てはまると対人ストレスのある可能性が高く、十三個以上だと対人ストレスが確実にあるといっていいでしょう。

①対人葛藤
□いやな顔をされた　□責められた　□意見が食い違った　□軽蔑された
□喧嘩した　□誤解された

②対人劣等
□どう思われているか気になった
□相手がいやな思いをしていないか気になった
□劣等感を抱いた　□周囲から疎外されている感じがした
□親しくなりたいのになれない　□どうつきあえばいいかわからなくなった

③対人摩耗
□自慢や愚痴などの聞きたくないことを聞かされた
□無理に話を合わせて会話した　□会話のテンポが合わなかった
□深入りされないよう気を遣った　□約束を破られた　□いやな人と会話した

（出典：橋本剛「対人ストレスイベント尺度」）

○あなたの仕事の価値をはかる

仕事に対して適性があるかどうかは、重要な問題です。適性にあずかる要素は、手先が器用とか語学が得意といった「能力」、几帳面、おおざっぱといった「性格」、そして、興味や関心があるかという「意欲」が挙げられます。

これらを総合的に判断するには、複数の心理検査を組み合わせる必要があります。本書では紙面が足りないので、ここでは三つの中の「意欲」、特に仕事に対して、あなたがどの程度価値を見出せているかについて見ていきます。

あなたが、もし、今やっている仕事に何の価値も見出せないとしたら、それは悲劇としかいいようがありません。人間は、自分という存在に何らかの価値を付与できなければ、幸せに生きていくことができないのです。

この価値は、「創造する価値」と「貢献する価値」の二つに分けることができます。前者は、画家が作画に没頭するように、自己の興味にひたすら内向し理想を追い求める価値で、後者は法的弱者を救う弁護士のように、人の役に立つという行為そのものに内包される価値です。

これらは、太古から集団で生を営んできた人間が、遺伝子レベルで持っている価値観だといわれています。事実、オーストリアで行われた「生きがいに」関する調査では、「あなたはどういうときに、自分の存在に意味を感じることができますか」という質問に対して、八割以上の人が「社会の役に立ったとき」と回答しています。

これら二つの価値は、ともに、他者から評価されることによって強化されます。

例えば、画家は作品が評価されることによって、弁護士は勝訴し依頼人から感謝されることによって自己肯定感を高め、それが次の仕事の活力となります。これらの価値と評価に乏しい引きこもりの人は、自分の存在に意味を感じられないので不幸という自覚しかありません。

この価値と評価の危機が、今、日本の職場で起きています。「何のために働いているのかわからない」「誰もほめてくれない」といった言葉は、頻繁に患者さんの口から聞かれます。

大企業は基本的に分担作業で、一人ひとりが仕事のごく一部しか行っていません。どこに向かっているのか、何のためにやっているのかが不明になりがちで、それは目的意識の喪失につながります。かつてはモチベーションのあった仕事でも、キャパシティーを超えて過重な負荷が持続的にかかると、やる気が失せてしまいます。

一方、ベンチャーなど小さい会社はノルマが厳しく、自分の興味に沿って仕事をするということが難しくなります。こういった状況が価値の喪失をもたらし、適応障害へとつながるのです。

では、職場における価値と評価は、どのようにはかればいいのでしょうか。そのためには、職場における価値を、もう少し具体的に見ていく必要があります。

職場において、**あなたがあなた自身の価値を感じられる要素は、「社内評価」「成長」「貢献感」「達成感」「報酬」**に分けることができます。

「社内評価」とは、上司や同僚から認められること、その結果としての昇進といったことです。「成長」は仕事を通じたスキルの上達や人間的成長、「貢献感」は社会全体の役に立っているという意識です。「達成感」は仕事のタスクを達成することで得られ、「報酬」は給与やボーナスなどの経済的側面です。

これらについてチェック項目を用意しましたので、それぞれについて当てはまるものの数を数えてみてください。

①社内評価
□自分の仕事は会社の成長に寄与するはずだ　□地位や名声を得たい
□重要な人と認められたい　□上司や同僚に注目されたい
□評価の高い同僚に嫉妬する

②成長
□仕事の技術・能力を向上させたい　□仕事を通じて人間的に成長したい
□新しい技術や技能の習得に積極的だ
□苦手な仕事も自分の成長のためと思い、受け入れる　□定年まで学び続けたい

③貢献感
□自分の仕事は世の中の役に立っている
□苦手な仕事も人々のためと思えばできる　□自分の仕事は将来きっと役に立つ
□社会貢献が大事であり、報酬はあまり重要ではない
□仕事を通じて人々を幸せにしたい

④達成感

□「やりきった」と思いたくて仕事をしている　□仕事のゴールが常に明確だ

□目標に到達すると幸福を感じる　□目標に達しないと、とても悔しい

□挫折しても「なにくそ」と思い、自分を奮い立たせることができる

⑤報酬

□仕事の目的は報酬　□仕事への興味より報酬が大切

□よりよい報酬があれば転職したい　□いやな仕事も報酬のためと割り切れる

□サービス残業はもってのほかだ

それぞれの要素について三つ以上チェックが入る人は、その要素の傾向が強いといえます。三つ以上チェックの入った要素が多ければ多いほど、あなたの仕事に対する価値は高くなります。一方、すべての項目でチェックが三つ未満の人は、仕事に対して価値を見出せていないといえるでしょう。

○抑うつ度をはかる

最後に、心と身体の不調をチェックしておきましょう。これには、「ツング自己評価うつ病尺度（ＳＤＳ）」が便利です（54ページ、図2-3参照）。

抑うつ状態をはかる検査はたくさんありますが、ＳＤＳの利点は、まず項目が少なく、検査が短時間で済むことです。また、症状のよく似た神経症ではあまり高得点は出ないので、これを除外することができます。そして、質問項目が心理症状だけではなく、身体症状も含んでいるので、身体症状メインの抑うつも拾い上げることができるのです。

評価は、**三十九点以下では抑うつ傾向は乏しく、四十～四十九点で要注意、五十点以上で抑うつが強い**といえます。

ここまで「睡眠」「過重労働」「対人関係」「仕事の価値」「抑うつ度」について見てきました。各項目で点数の高い人、チェック項目の多い人、また「仕事の価値」についてはチェック項目が少ないほど、適応障害に一歩足を踏み入れている可能性があります。

図 2-3 ツング自己評価式抑うつ尺度

ツング自己評価うつ病尺度 アメリカの精神医学者ツング博士が論文発表したチェック方法です。多くの研究、調査をもとに作成されており、世界各国で広く利用されています。		めったにない	時々そうだ	しばしそうだ	いつもそうだ
1	気分が沈んで憂うつだ	1	2	3	4
2	朝方が一番気分がいい	4	3	2	1
3	ささいなことで泣いたり、泣きたくなる	1	2	3	4
4	夜、眠れない	1	2	3	4
5	食欲は普通にある	4	3	2	1
6	性欲は普通にある(異性の友人とつきあってみたい)	4	3	2	1
7	最近やせてきた	1	2	3	4
8	便秘をしている	1	2	3	4
9	普段より動悸がする(胸がドキドキする)	1	2	3	4
10	なんとなく疲れやすい	1	2	3	4
11	気持ちはいつもさっぱりしている	4	3	2	1
12	いつもと変わりなく仕事(身の回りのこと)ができる	4	3	2	1
13	落ち着かず、じっとしていられない	1	2	3	4
14	将来に希望がある	4	3	2	1
15	いつもよりイライラする	1	2	3	4
16	迷わず物事を決めることができる	4	3	2	1
17	役に立つ人間だと思う	4	3	2	1
18	今の生活は充実していると思う	4	3	2	1
19	自分が死んだほうが、ほかの人は楽に暮らせると思う	1	2	3	4
20	今の生活に満足している	4	3	2	1
		合計：		点	

また、一つの項目だけ点数が高いけれども、ほかはそうでもないといった人でも、その一つの項目のストレス度が極端に高い場合は、適応障害に移行する可能性があります。できるだけ早いうちに、医療機関を受診するようにしましょう。

第三章

適応障害にかかりやすい人

第二章まで読み進み、あなたは適応障害がどういう病気か、自分にその兆候がないかについて理解できたことでしょう。次の段階は、適応障害の予防ないし悪化防止のために、あなた自身の内面をより正確に把握することです。

この章では、さらに話を一歩進め、心理的な側面から適応障害の諸相について見ていきます。

○ストレス反応のタイプ

第一章で、適応障害を構成する「内部要因」についてふれました。「内部要因」とは、ストレスにどのように反応するかという心のあり方です。ここでは、この「内部要因」について解説します。

過重労働やパワハラなど、外部にあるストレスの原因をストレッサーといいます。あなたがストレッサーに直面したとき、脳内で最初に行われることは、いつ、どこで、誰が、どうした、といった事実関係の認識です。主に前頭葉が担っており、ここではさほど個人差は生じません。

しかし、その認識に、あなたなりの意味を付与する次の段階、認知の構築となると、前頭葉に加え、感情を司る大脳辺縁系、記憶中枢など、複数の脳の領域が介入して、そのアウトプットは人により千差万別となります。

その多様な認知のあり方には、個人により一定の傾向があり、客観型と主観型に分けることができます。客観型は事実関係を理路整然と捉え、感情よりも理性優位で、解決への道筋を比較的容易に立てられます。

一方、主観型は「つらい」「いやだ」など、感情を主体に受け止め、また解決策を模索する以前に「どうしよう」「困った」など悩みの堂々巡りに陥り、なかなか解決に至りません。

さらに客観型、主観型のそれぞれに、外向型と内向型が存在します。

客観・外向型は、視野が広いタイプで、ストレス対処の選択肢を複数持つことができます。そのため気分転換にジョギングをするなど、ストレスのガス抜きが自然にできます。

客観・内向型は、物事を捉える視野が狭く、自己の理想や責任感に没入します。生真面目で完璧主義、実直に仕事をこなしますが、許容範囲を超えると途端に対処の仕方がわからなくなる傾向があります。

主観・外向型は、ストレッサーを楽天的に受け止めるタイプで、そもそも深く思い

図3-1 適応障害にかかりやすい性格のタイプ

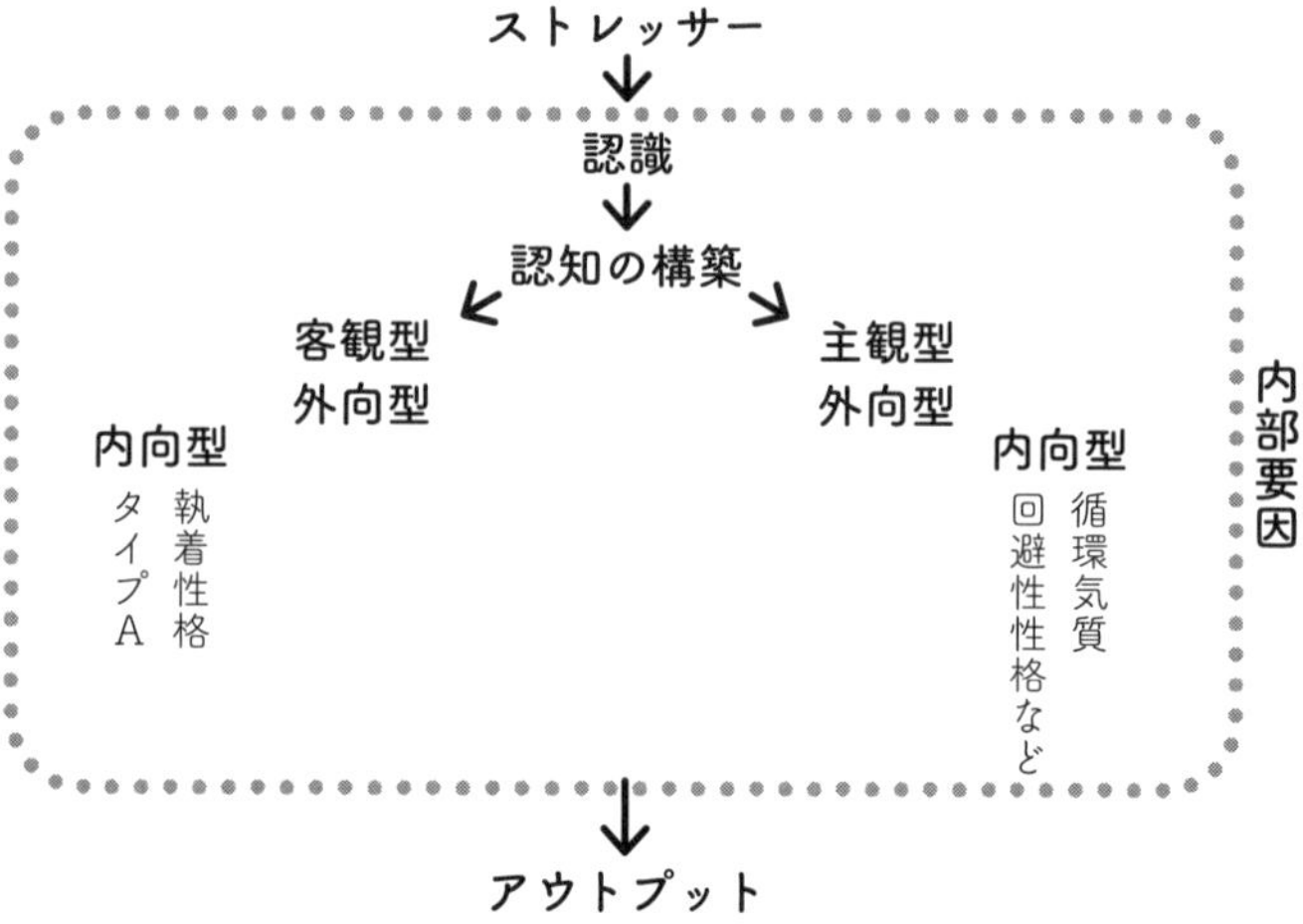

悩むことがなく、ストレスを溜め込みません。適当に、要領よく世の中を渡っていきます。

主観・内向型は、必要以上に深刻にストレッサーを受け止め、ネガティブ思考に陥るタイプです。劣等感や低い自己評価にさいなまれ、自分で自分の首を絞める形で病状を悪化させていきます。適応障害に、最も多いタイプです。

認知の構築は、性格傾向そのものです。性格学では、これをさらに細かな特徴に基づいて分類しますが、中でも適応障害にかかりやすいものとして、**執着性格**、**タイプA**、**循環気質**、**回避性性格**などが挙げられます。図に示すと、図3―1のように位置づけられます。

適応障害は、これらの性格と「外部要因」であるストレッサーとの相互反応です。興味深いのは、性格傾向によって適応障害の症状の現れ方に一定の傾向が見られることです。

次節以降では、性格によってどのようなストレス反応となるのか、どう対処すればいいかについて、具体的な事例とともに見ていきましょう。

○過重労働と噛み合ってしまう執着性格　事例①

Aさんは四十八歳の男性、医療機器メーカーで開発を担当する技術者です。仕事は多忙をきわめ、大きなプロジェクトをいくつも成功させ、部下や上司からの信頼も厚い方です。この方が特徴的だったのは、来院時、何も訴える症状がなかったことです。私が何を聞いても、「いいえ、問題ありません」という答えしか返ってきませんでした。

では、なぜ病院に来たのかと問うと、周囲がやたらと心配するからとのことでした。同僚や上司は、最近のAさんは口数が少なく無表情で、ささいなミスも増え、ボーッとしていることが多いと見ていたのです。Aさんのその変わりようは、とても見過ごせるものではありませんでした。

しかし、そのことをAさんに尋ねても自覚がないどころか、来院したことさえ不満なのでした。残業は月に八十時間を超えていましたが、それでも仕事はできているとAさんは主張しました。

その後、Aさんにはカウンセリングを受けていただきました。その中で次第に明らかになったのは、実は三ヶ月前の配置転換が不本意で、本来やりたい仕事ではないということでした。よくよく振り返ってみれば、仕事こそこなせていたものの、以前のような意欲に乏しく、義務的で、睡眠や食欲、便通にも支障が出ていたのです。

Aさんは堅実で几帳面、完璧主義、頼まれると断れない、といった性質を特徴とする典型的な執着性格でした。

特に目立ったのは、配置転換が不満なのに、それを押し殺して気づくことさえなかったことです。これは、**職務を遂行することに忠実なあまり、その邪魔になる感情や思考を無意識のうちに押し殺してしまっている**からでした。長時間労働も、身体の不調もしかりです。

こういうことが、執着性格ではしばしば起こります。もし、あなたが執着性格を地で行く仕事人間なら、ぜひこのことに注意を向けてください。心身に異常を感じず、強迫的に仕事ができ、たとえそれがうまくいっていたとしても、心と身体は蝕まれ始めているかもしれません。

第二章で、自分の身体感覚に無頓着になる心理を失体感症といいました。加えて、自身の感情さえ消去してしまう心理傾向を失感情症といいます。

そういう人は、本当はつらいのにそのことを自覚できず、ストレス状況の真っ只中であっても、「やらなければならない仕事だから」「会社のためだから」「周囲に迷惑はかけられない」とばかり考え、働き続け、心と身体を蝕むのです。これを過剰適応といい、失体感症や失感情症の人に伴いやすい行動特性です。

これらが問題なのは、ある臨界点を超えると、一気に不調が悪化することです。対応力がすでに限界に達しているので、もはやそれ以上に頑張ることができません。噴出した不調は、心身を短期間で破壊するまでに強烈です。多くの例で、自宅安静を余儀なくされる上、入院が必要になることさえあります。

執着性格の人は、**自身の中の秩序がいったん崩壊してしまうと立て直すのが難しい**という特徴も持っており、いっそう回復を困難にします。

幸い、Aさんは、そうなる前に治療を開始することができました。カウンセリングによって自身の身体感覚と感情の気づきを得、以前の部署に戻る希望を申請し、漢方薬の服用によって身体症状も改善しました。

○執着性格の人が気をつけるべきこと

執着性格は、Aさんのように過重労働が最も噛み合ってしまうタイプです。放っておくと、誰かが歯止めをかけない限り立ち止まることができません。自ら気づくころには、かなり悪化しています。

執着性格の最大の問題点は、**自己管理能力の欠如**です。よって、気をつけるべきことは、いかに**自分をモニタリングし、コントロールするかの視点を獲得すること**です。

そのための具体的な方法として、第二章で挙げたチェックリストのうち、「アテネ不眠尺度」と「労働者の疲労蓄積度自己診断チェックリスト」を利用してください（40、44〜45ページ参照）。

心身の不調は、本人が気づいていないだけで、すでに顔をのぞかせていることがほとんどです。関心の矛先を少しでも自身に向け、チェックリストに向き合ってみれば、案外気づくのは容易です。その結果に、はっとさせられることさえあります。

図 3-2 表情のセルフチェック

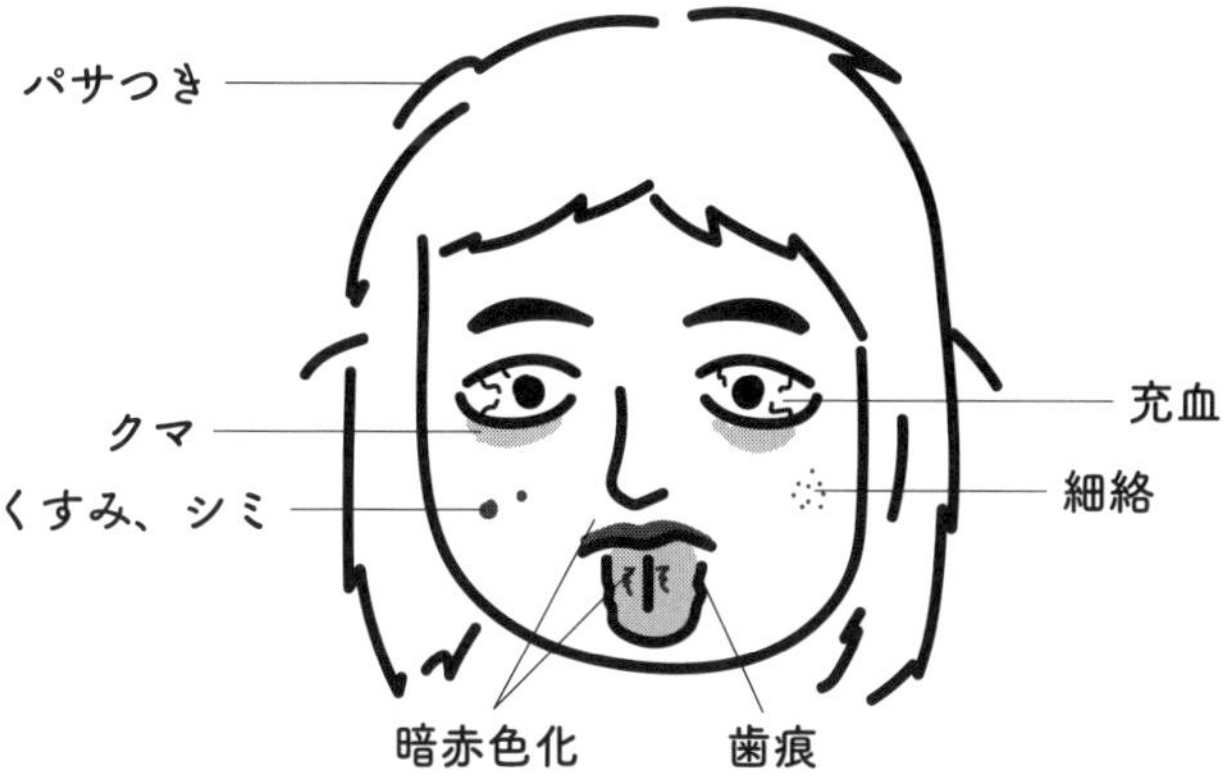

　もう一つ、やっていただきたいのは、週末、自分の顔を鏡に映して、じっくり観察することです。疲れてしまったあなたの顔には、いろいろな兆候が現れているに違いありません。

　長期のストレスは、末梢の血液循環、水分代謝を遅延させ、その結果、体表での血流の不全、静脈血と水の滞留を起こします。それは、肌のくすみやシミ、白目の充血、目の下のクマ、唇と歯肉の暗赤色化、舌のむくみや歯痕、糸ミミズ状の毛細血管の浮き出し（細絡）、毛髪のパサつきといった症状で視認でき、全体として、やつれた表情になります（図3－2参照）。

　これらのセルフチェックに引っかかったなら、たとえ仕事に支障が出ていなくても、すでに心身は蝕まれている可能性がありますので、仕事のあり方、仕事に取り組む姿勢などを見直すべきです。

○ストレスメーカーとなるタイプA 事例②

Bさんは四十一歳の女性で、幼稚園の園長をしています。親から引き継いだ二代目で、持ち前の負けん気と行動力で短期間のうちに事業を発展させてきました。今では三つの幼稚園を経営するグループのトップです。

お話ししてみると、背筋はピンと伸び、声は大きく張りがあり、話の筋道もしっかりしています。幼稚園の先生らしく表情はやわらかで、一見、心を病んでいるようには見えません。

Bさんの主訴は、抑うつ、不眠、動悸でした。一年ほど前から自覚するようになり、ここ三ヶ月ほどで悪化してしまっているとのことです。

Bさん曰く、事業を大きくするため、結婚もせず全力で突っ走ってきた。ずいぶんと敵も作り、蹴落としてもきた。その甲斐あって事業は成功したが、思ったより心は満たされない。何かが足りない気がするが、それが何かはわからない。もう疲れてしまった――。

話し終わるころには、最初のころの表情とは打って変わって、自信なさげにうなだれているのでした。

Bさんは敵の多い人でした。同業者との競争、役所との折衝、グループ内の意見対立など、穏便に話し合えば済むようなことでも、つい感情的になって相手を負かそうとするのです。

また、常に自分自身に緊張を強いてしまい、このごろでは、部下のちょっとしたミスさえ許すことができません。口汚い言葉でののしり、あとで自己嫌悪に陥ります。でも、数日経てばそのことは忘れ、同じことの繰り返しです。気がつけば、自分を助けてくれる人は周囲にいません。辞めていく人ばかりです。

次第に、Bさんは孤独を感じるようになりました。そんな矢先、不眠と動悸、一人でいるときの抑うつ、どうしようもない孤独感にさいなまれるようになったのです。

Bさんは、**せっかち、怒りっぽい、競争心が強い、積極的、野心的、早口、多動などを特徴とするタイプA行動性格**です。いわゆる「やり手」「ワンマン」といわれる人で、向上心が強く、社会的な成功は得やすい反面、感情的になりやすく、人間関係のトラブルを抱えがち。職場のストレスメーカーになりやすいタイプでもあります。

その強い向上心と積極性、野心の原動力になっているのは、「強さ」ではありません。むしろ逆で、自尊心が傷つけられることへの極度の危機感、自己防衛であることがほとんどです。母親にあまり愛されなかった、ほめてもらうことが少なかったなど、幼少期に信頼感の乏しい人間関係を過ごしていることが多い傾向にあります。

これは、認めてくれなかった親への反発です。攻撃性や野心という鎧で身を固めてはいますが、生身のところでは自己評価が低く、いくら頑張っても満たされることがないのです。満たされないので、さらに頑張ってしまいます。しかし、そこにゴールはなく、最終的には疲れ果て、適応障害になってしまいます。

失感情症、失体感症、過剰適応を伴った仕事人間であるという点では執着性格と同じですが、執着性格は攻撃性が自分に向かうのに対し、タイプAでは他者に向かいます。他者を攻撃することで、自分を守ろうとするのです。本当は弱い自分を過剰に守ろうとするあまり、直面したストレスを過大評価し、現実以上に危機的状況と捉えて過激な対処にもなりがちです。

Bさんも、部下からのちょっとした一言に自尊心を傷つけられ、激怒していました。

○タイプAの人が気をつけるべきこと

身体的に見ると、タイプAでは自律神経の持続的な緊張、脳の過興奮が起きています。それは、ときとして爆発的です。そうした激情型の過緊張がもたらす身体変化としては、**不眠と動悸、高血圧**があります。

不眠は、入眠困難よりも中途覚醒が多く、動悸も不眠と関連して、入眠時、覚醒前後に起きます。そのほか、**耳鳴り、頭痛、のぼせ、目の充血、口が苦い、口が乾くなどの症状**が現れます。

タイプAの人は、**睡眠と循環器系のコントロール**が日常生活において重要です。放置しておくと、高血圧から動脈硬化が進行し、数年から数十年の経過ののちに心筋梗塞、脳卒中などの致死的な疾患に至ることがあります。

事実、心臓疾患の患者さんではタイプAが多く、脳出血、心筋梗塞で死亡した人の病前の性格を分析すると、同様にタイプAが多かったという報告があります。そうした致死的疾患の予防のためにも、タイプAの人は年に一回は血液検査を行い、血圧、血中コレステロール、中性脂肪の値には常々留意しておくべきです。

また、心理的な問題点として、物事を感情的に捉え、それをすぐさま怒りに転化してしまうということがあります。これは幼少期の体験に基づいている傾向があり、容易には消せません。

しかし、怒りに火がつきにくくすることは可能です。不眠と脳の過興奮が悪循環に陥って悪化していますので、まず、よく睡眠を取り、悪循環を断ち切ります。そのために、医者との相談の上で、ごく軽い睡眠剤を使ってもかまいません。

○人間関係のストレスに弱い循環気質 事例③

Cさんは三十六歳の女性、工作機械メーカーの人事部に所属しています。社交的で、誰とでも打ち解けることができる明るい性格です。世話好きで、心を病んだ社員の面談に積極的に当たるのもCさんで、上司からの評価も上々です。

そんな彼女の悩みは、気分と体調にムラのあることでした。

朝、寝起きが悪く、どうにも仕事に行きたくない日があります。そんな日は身体が重く、本当はずっと寝ていたいのに、迷惑はかけられないからと、身体に鞭打って出かけます。表面上は活発に振る舞っていても内心はヘトヘトで、トイレで思わず涙することさえあります。

そうかと思うと、昨日までの憂うつが嘘のように気分が爽快で身体も軽く、活発に仕事をこなし、心から会話や仕事を楽しめるときもあります。

Cさんが心身の不調をきたすようになったのは、異動により新しい上司が赴任してきてからでした。

それまでの温和な上司と違って、体育会系のこの上司は、歯に衣着せぬ物の言い方で、部下にミスがあれば容赦なく指摘し、ときには罵倒さえします。Cさんに対しても、「今のままではダメだ」「考え方が甘いんだよ」などと遠慮なくいってきます。

それを聞かされているうちに、Cさんは今までやってきたことのすべてを否定されたような気持ちになってきました。納得できず、何度となく話し合いを持ちましたが、上司に反省の色はありません。実績の数字を持ち出され、かえって責められてしまいます。同僚や先輩は「気にしなければいいのよ」といって慰めてくれますが、どうしても受け入れることができません。

とうとうCさんは、ハラスメントだとして経営陣に訴えました。経営陣は耳を傾けてくれ、調査が行われました。しかし、上司の言動は叱咤激励であり、ハラスメントには当たらないとの判断でした。なぜなら、それは誰に対しても行われている言動であり、ことさらCさんがターゲットになっているわけではない上、ほかの社員からのクレームもないからというものでした。

ショックを受けたCさんは、これを境に、不眠、抑うつ、意欲低下、食欲不振を発症し、会社に行こうとすると吐き気や頭痛に襲われ、出勤できなくなってしまったのです。


Cさんは、体調や精神状態が特に誘因もなく浮き沈みする循環気質です。

循環気質は日本人に多いとされ、全人口の二割を占めます。**基本的には快活、社交的で、仕事に対しても意欲的**ですが、それは長続きせず、突然やる気が失せて仕事の効率を悪化させてしまいます。一定のパフォーマンスを維持することが、できないのです。


循環気質の意欲の源泉は、**他者からの評価**です。決して、自信満々なのではありません。周囲、特に会社においては、上司や同僚から認められたい気持ちが強く、また、その延長として、過大な自己評価をします。

本音では自分に自信がなく、他者からの評価によりアイデンティティを確認しようと常に試みていますが、それはそうしないと安心することができないからです。

ポジティブな評価が続けば、それをエネルギーとしてさらに意欲的に仕事に取り組むことができますが、ネガティブな評価は受け入れることができません。受け入れてしまうと、自己崩壊につながるからです。

また、ささいな言動ですぐにカッとなり、上司からの忠告を素直に聞けずに落ち込んでしまいます。仕事に支障が出て、その結果、さらにネガティブな評価を下され落ち込むという負のループに陥ります。

Cさんの場合、新しい上司の態度は、一般的には許容範囲のレベルだったと思われます。しかし、その性格傾向ゆえに耐えきれず、徐々に体調を崩していきました。

注意すべきは、循環気質に見られる好不調の波は、強度のストレス状況下において、ほかの性格傾向でも見られるということです。火事場の馬鹿力のように一時的にエネルギーを放出し仕事に集中しますが、すぐにガス欠で動けなくなってしまいます。ほどなく放出するエネルギーはなくなり、全く仕事ができなくなってしまいます。

その様が、循環気質の気分の波と似通っています。追い込まれた不安と恐怖、慢性的な緊張により、心身をコントロールできなくなることにより起こるのです。

◯循環気質の人が気をつけるべきこと

まず、**変動する気分の波に気づく**ことです。

躁うつ病のように、高揚しているときと落ち込んでいるときの差がはっきりしているわけではないので、気がつかずに過ごしている人は案外たくさんいます。

特に、気分が高揚しているときは、爽快で何でもできそうな気持ちになっているので、自身の内面に目を向けることができません。気がつかないと、その感情にどんどん巻き込まれていきます。絶好調だったかと思うと、急にやる気がなくなって欠勤したりします。同僚や上司も迷惑ですが、本人でさえ戸惑っているのです。

自分の気分に変動する波があることを把握できると、セルフコントロールがしやすくなります。

セルフコントロールのイメージは、**気分の波をなくすことではなく、振れ幅を小さくすること**で、そのために**重要なのが予測性**です。「ああ、そろそろ波がやってくるな」とわかれば、予防策を講じることができます。

予測性を考えるとき、外的な要因に着目するといいでしょう。代表的なものとしては、同僚や上司のちょっとした一言、季節、天候、湿度、月経周期などがあります。

ちょっとした一言の場合は、単発のエピソードではなく、その積み重ねによって悪化していくことがほとんどです。一言を浴びせられるたびに感情的に反応し、後々まで引きずり、さらに次の一言によって増幅し、やがて不安や恐怖に転化します。ポジティブな評価の場合も、積み重なるにつれて感情的な認知が自己肥大につながり、軽躁状態になっていきます。

季節や天候、湿度、月経周期に影響されるのは体質的な問題です。生まれつき、身体の中の水の循環が滞りやすいのです。その結果、めまいや吐き気、食欲不振といった症状が出現します。

これらは見過ごされがちですが、注意して自分をモニタリングしてみれば、気づくことができます。外的要因が把握できれば、それを予防のツールとして使うことができます。

ちょっとした一言に反応する場合は、感情的な認知が問題なので、できるだけ物事を客観的に捉えるよう意識します。その方法の詳細は後述しますが（132ページ参照）、落ち込みが来そうだとわかれば、ストレスになる予定を減らしたり、予防的に薬を内服したりします。

気分が高揚しているときは、あえて余力を残して一日を終えるようにします。徹夜をしても平気だ、もっとやれる、といった気分になっても、それは溜まっている疲労に気づかないだけで、必ずあとから落ち込みの波という形でツケを払わされます。そうならないために、**明日のためのエネルギーを残して仕事を終える**ようにしましょう。

高揚したときも落ち込んだときも、無理に頑張らず、割り切って仕事をセーブすることが重要です。特に落ち込んだときは、高揚していたころの自分と比較して、今の自分に劣等感を抱き、それを払拭しようと無理に働こうとします。しかし、割り切って、できる限り仕事をセーブし、気分の波が過ぎ去るのを待つようにしてください。

○とにかく打たれ弱い回避性性格　事例④

Dさんは二十八歳の男性です。一年前に転職し、大手不動産デベロッパーに勤務しています。営業部に籍を置いていますが、入社三ヶ月目ごろから、上司の理不尽な要求に耐えられなくなりました。

入眠障害、朝起き不良、朝の吐き気、喉が詰まる感じが出たため、耳鼻科や消化器科を受診し検査を受けましたが、異常はありません。次第に遅刻がちとなり、産業医から心療内科の受診をすすめられ、当院に来られました。

Dさんの訴えは、上司が無理な要求ばかりを押しつけてきて、きちんと仕事をしているにもかかわらず、全く認めてくれないというものでした。それだけならまだしも、たびたび罵倒もされ、「こんな職場だと思わなかった、ひどい職場なので、もう行きたくない、朝起きると憂うつだ」といってDさんは涙を浮かべます。

通常、ハラスメントがある場合、診察を重ね、対話が深まるごとに、その具体像がはっきりしてきます。しかし、Dさんの場合は、それがありませんでした。そのことが解せなかった私は、Dさんの会社の産業医に連絡を取り、実情を確認してみました。

すると、実はDさんの営業成績は悪く、明らかに能力が劣っており、それに対して上司は常識の範囲内で指導をしているにすぎないことがわかったのです。むしろ、少し注意しただけで落ち込んだり欠勤したりするDさんの対応に苦慮し、近ごろでは腫れ物に触るように接しているとのことでした。

Dさんは回避性性格です。**回避性性格は、とにかく傷つくことを恐れます。**いやな言動はもちろん、ささいな一言、まっとうな注意に対しても、自分の存在を否定されたかのようなダメージを味わう上、それがいつまでも尾を引きます。失敗や恥をかきたくないため、チャレンジしようとしません。

結果、仕事に深入りすることをせず、当り障りのないポジションに甘んじます。そういう内面を他人に知られることもいやなので、人との交流も少なく表面的です。

回避性性格には、二通りの心性が存在します。

一つは、**逃げることを容認し、よりストレスの少ない方向へと自ら進んでいくタイ**

プです。それが、その人にとっての適応戦略として機能しており、周囲からは、「できない人」「窓際族」などと評されます。本人はそれをよくは思っていませんが、だからといって、改善しようとチャレンジすることもありません。

二つ目は、**楽なポジションに逃げていることを認めたがらないタイプ**です。失敗や恥をかくことを極度に恐れ、仕事のスキルの低いことさえ受け入れられません。楽なポジションに甘んじなければならないのは、周囲が悪いからだと責任転嫁をします。周囲からは「できないのにプライドだけは高い」と評され、扱いづらい存在となります。Dさんがこのタイプでした。

二つのタイプに共通するのが、**自己評価の低さ**です。そのため、言葉に容易に傷つき、積み重なるとそれが増幅し、抑うつ状態に陥ります。その時点で病院にかかると、適応障害よりもうつ病と診断されることがほとんどです。

結局、職場にうまく適応できず、休みが長引き、退職、転職を繰り返すことになります。Dさんも、前職で同じような経験をしていました。

○回避性性格の人が気をつけるべきこと

人間の心は成長していくものです。成長とは、未熟から成熟へのプロセスです。精神的に未熟な人は、思考パターンが感情的で、葛藤への対処能力が低いのです。通常、年を重ねるごとに、さまざまな経験を経て、物事を客観的に捉えられるようになり、葛藤対処能力を高めていきます。

この成長モデルを当てはめると、回避性性格の人は、甚《はなは》だ未熟であるといえます。成長に必要な経験を、あえて避けて通ってきたともいえます。だとすると、回避性性格の人がなすべきことは、まず現実から目を背けず、ストレスと対峙し、そのことを通じて対処能力を高めていくことです。

しかし、現実は、なかなかそうはいきません。人の気質は生まれ持ったもので、容易に変えることができないものです。

事実、臨床の現場で回避性性格の患者さんに現実と向き合うことの重要性をいくら説いても、その真意が理解されることは、そう多くありません。たとえ伝わったとしても、継続的な実践が伴うことは稀です。

「先生のいっていることはわかるんですけど、身体がだるくて気力が出ないんです」

と、自分はうつだから何もできないというところに逃げて、現実に向き合おうとしません。

では、放置してよいかというと、決してそんなことはありません。

生きていれば、必ずストレスや葛藤場面があります。そのたびに回避という行動パターンを取っていては自己評価が低くなっていくばかりですし、生きることがつらくなります。本人がそれを望んでいれば話は別ですが、そんなことはありません。そういう自分に負い目を感じ、変わりたいと思っています。だから、病院を受診するのです。どんなに困難でも、回避という特性は修正されるべきなのです。

回避特性が修正される要件としては、**年齢、周囲のサポート、時間**の三つを挙げることができます。

年齢が若いほど、修正力が発揮されます。回避体験がまだ少ないので、行動特性として強化されておらず、理解力も柔軟なので、対話していく中で現実に立ち向かう必要性を認識することができるようになります。

周囲のサポートは、とても重要です。回避性性格は、成長段階において、やるべきことをやり遂げることの重要性を教えてくれる大人がいなかった結果であるともいえます。

多忙な中では難しいかもしれませんが、上司や同僚は、本人の特性をよく理解し、過重なタスクは与えず、できないことを責めるより、できていることをほめるようにします。本人の中で、自己評価が少しでも高まるように導いていくのです。

そうしながら、適度なタスクを与え、やるべきことをやることの重要性を認識させ、忍耐力を養っていきます。それは、すぐに結果は出ないにしろ、長期的に見れば、本人にとってかけがえのない成長の機会になるはずです。

時間とは、じっくり時間をかけないと修正は不可能ということです。忙しい職場において、そういう時間が取れるかどうかという問題はありますが、再教育という視点で見てあげることができれば、本人にとって、これ以上によい職場はないでしょう。

○若い人に多い実存クライシス　事例⑤

Eさんは二十九歳の男性で、大学卒業後に大手商社に就職しました。

入社一年目から多忙をきわめ、残業は月八十時間を超えていました。体育会系の社風のせいもあり、仕事は見て覚えるものとされ、丁寧に教えてくれる先輩は一人もいませんでした。案件は一人で任され、度胸を据えてやるしかありません。失敗すれば罵声が飛びます。上下関係の厳しさから、反論は許されず、先輩の昼食やドリンクの使い走りもさせられます。

それでもEさんは、一人前の商社マンになりたいという一心で頑張りました。過酷でしたが、大学時代にラグビーの全国大会に出場経験のあったEさんにとって、決してなじめない環境ではありませんでした。

二年、三年と経ち、Eさんはどうにか仕事に慣れ、社風にも順応していきました。評価は同期の中でも上のほうで、気がつけば、後輩のミスを容赦なく叱りつけているのでした。

そんな激務をやり遂げてきたEさんでしたが、四年目に入ったころから、徐々に頭が回らなくなってきました。取引先とやり取りしていても、何をやっているかわからず、疲れているのに眠れないといった症状に悩まされるようになりました。

慢性的に疲れが出ていたEさんは、深夜、帰宅後、ふとこう思いました。「自分は何のためにこの仕事をやっているのだろう」「これが、やりたいことなのか」。それはやがて、仕事への意欲の低下につながっていき、次第にミスが増え、成績も落ちていきました。

Eさんは、上司のすすめで受診されました。私の前に現れた彼は、ラガーマンらしい体躯に色黒の、いかにもバリバリの商社マンという外見でした。しかし、表情はどこか不安げで、目に力がありません。仕事には行くことはできていましたが、満足に業務をこなすことはできず、社会適応が破綻しかけていました。

話を聞いてみると、学生時代、Eさんは商社マンに格別なりたかったわけではなかったのでした。名の知れた、学生にも人気の企業だったので、さして期待もせずに入社試験を受けたら受かった。社会に出るとはこういうことかと納得し、深くは考えていなかったと述懐されました。

スポーツに打ち込んでいた人は、置かれた状況でベストを尽くすメンタリティが育まれています。規律を守り、上司に従順であることをよしとします。つまり、過剰適応をして、組織の一部に徹しようとするのです。

それが、その人の価値観に見合うものであれば、何の疑問も持たずに定年まで商社マンであり続けることができます。しかし、Eさんのように、個としての価値意識が組織の一部であることに不協和音を呈するようになると、見過ごせない問題が生じてきます。

Eさんは、本当にやりたいこと、なりたい自分のイメージを持たないまま社会に出てしまったのです。こういうケースはとても多く、彼らが一様にいうのは、「やりたいことが見つからない」です。

Eさんのように、**生きる意味、価値、目的といったものが見出せなくなった状態を実存クライシス**といいます。

この三つは、幸せと直結しています。この三つがあれば、人間は生きていくことができますし、生きていること自体に幸せを感じることができます。

その半面、それらがないと不幸です。不幸に感じる理由は難しいところですが、生きる意味も価値も目的もないのに幸せであるという人に、私は会ったことがありません。どうやら人間とは、そういうふうにできているようです。

◯実存クライシスに陥ったら……

では、Eさんは、どのようにして、この実存クライシスに対処していけばいいのでしょうか。

激務ではあるにしろ、会社に責任はありません。Eさんの性格の問題でもありません。もとをただせば、大学卒業時点でのEさんの将来設計のなさ、そこからくる職業選択に問題があったといえます。しかし、そこを責めるべきではありません。なぜなら、二十代前半で自分の将来が明確に見渡せている人などごく少数であり、このような迷いはあって当然だからです。

Eさんは、さして考えていなかったにしろ、商社に就職し、そこで一生懸命頑張りました。その過程に間違いはなく、むしろ、とても有意義な四年間を過ごしたといえます。

Eさんに起きたことは、四年目のこの時期に、自身の実存について考えるタイミングが来るべくして来たということです。「ストレス反応の三段階」で書いたように、社会に出て三〜四年目の、環境に慣れてくるとともに疲労も蓄積してくる時期に、往々にしてこういった壁にぶつかります。

実存クライシスに陥ったときにやるべきことは、**自分の人生を一つのプロジェクトと捉え直し、マネジメントする**ことです。

人生をプロジェクトに捉えるとは、人生の意味、価値、目的を、具体的に何かに仮託するということです。それは、職業でもいいし、お金に直結しない何かでもかまいません。

「そういわれても、やりたいことがありません」といわれてしまいそうですが、そうなるのは「やりたい」という欲求で決めようとしているからです。**欲求ではなく、「や**

るのだ」という選択で決めるのです。決めたら計画を立て、その実現に向けて行動します。プロジェクトと捉える理由は、ここにあります。これは、選択と決断の作業なのです。

決断するとは、何かを捨て去る作業です。私たちは、これが苦手です。あれもこれもと、いいとこ取りを考え、つい欲張ってしまい、結局決められないということがよくあります。

しかし、決められないままの人生はつまらないものです。だから、何としても、人生をどの方向に舵を取るか、決断しなければなりません。プロジェクトを開始しなければならないのです。

プロジェクトのプロセスは、人生そのものです。これをどう成功に導けばいいかの方法はいろいろあるでしょうが、一つの指針として、**人生を二十代、三十代、四十代以降の三つに分けて、それぞれの世代におけるテーマを設定する**というのがおすすめです。

まず二十代、これは「迷いの十年」です。若い世代においては、自分に何が適しているかは容易にはわかりません。その答えを見つけ出すための十年です。

その際、学問や読書以上に重要なのは、経験です。肌で感じる経験を通してはじめて、何が自分に合っているかがわかります。

その意味で、転職や方向転換は、二十代の間であれば、いくらやってもかまいません。そこから得られる経験こそが大切です。

とはいえ、最終的には何をするかの決断に至る必要があります。「自分はこれで生きていくのだ」という決断に至るために迷うのです。おおいに迷い、経験を積み重ね、そして決めてください。

次の三十代は、「学びの十年」です。二十代で何をやるかを決断したら、もう決してブレません。そのことについて、辛抱強く学んでください。プロフェッショナルになるためには、忍耐と継続が必要です。十年間、ひたすらコツコツやるのです。

四十代以降は、「磨きの十年」です。十年を費やしてプロフェッショナルとなったスキルを、さらに磨いていきます。その目的は、学ぶよりも社会還元です。磨きをかけたスキルは、おおいに自信を持って、人のために役立ててください。

もちろん、これらはひな型のイメージであって、年代と十年にこだわる必要はありません。それらが早い人もいれば遅い人もいます。大切なのは、テーマをしっかり持ち、実行することです。

また、直近の問題として、今やっている仕事そのものに疑問を持ったときは、あなたにとって仕事が、目的なのか手段なのかの二択で意味づけをするといいでしょう。

もし、あなたにとって仕事が目的であれば、仕事そのものが人生の意味や価値にとって重要な意味を持ってくるので、このまま今を「迷いの十年」として位置づけてください。

一方、仕事は手段であるという結論に達したら、それは単にお金を得るためのツールということです。はっきり、そう認識して、仕事に費やす労力はほどほどに、何か打ち込めるものを探すことをおすすめします。

第四章

ストレス反応がもたらす症状

適応障害はストレス反応です。ストレス反応では、いわゆる不定愁訴といわれる、頭痛やめまい、肩こり、月経不順といった多彩な身体症状と、気分の落ち込みや気力の低下などの心理症状が出現します。

この章では、適応障害で起こりやすい身体と心の症状について解説していきます。

○身体症状をもたらす「心身相関」と「ストレスの臓器選択性」

第一章で、ストレスに対抗するための戦闘モードについて説明しました。

戦闘モードとは、ストレスに対して抗ストレスホルモンが働き、自律神経が刺激され、頻脈や体温上昇などの身体変化が起こるメカニズムです。このような心の反応が身体の変化として生じる現象を、心身相関といいます。

例えば、過敏性腸症候群という適応障害によく伴う疾患があります（１０９ページ参照）。これは、ストレスによって下痢、便秘、腹痛、腹部膨満感などを呈する病気です。

過敏性腸症候群の人は、もともと内臓の知覚が過敏で、少しの刺激で異常な腸の運動を示します（内臓知覚過敏）。心理的なストレスがかかると、セロトニンなどの神

図 4-1 脳の状態

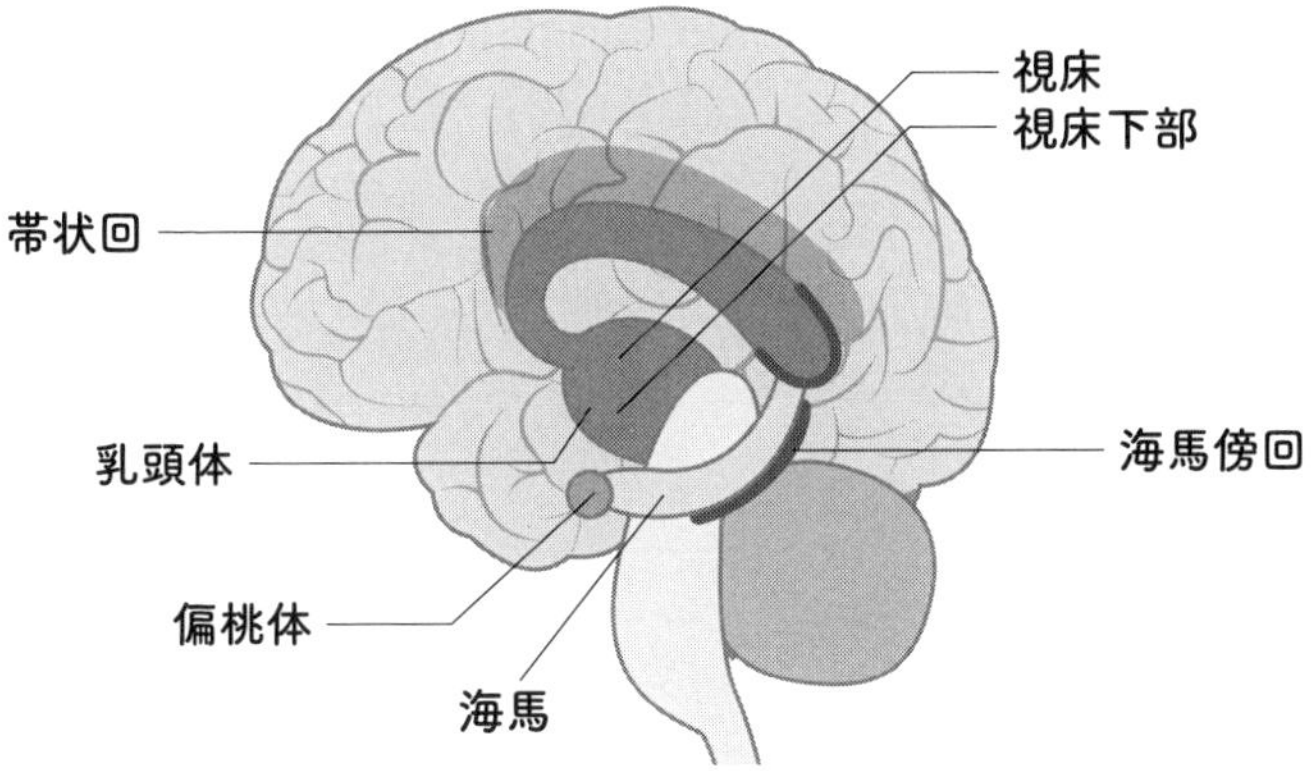

経伝達物質を介して腸に分布する自律神経が刺激され、内臓知覚過敏により下痢や便秘などの異常な運動がもたらされます。それは、不快や不安の感情として脳に認識され、それがまた心理的なストレスとなってさらに腸に作用するという循環を形成します。これを、脳腸相関といいます。

この相関は、脳と腸の間だけではなく、あらゆる臓器との間で、脳—臓器相関として成立しています。

症状の出やすい臓器には個人差があり、ストレスがかかると胃が痛くなる人もいれば、めまいが出やすい人もいます。これを、ストレスの臓器選択性といいます。

また、不安や恐怖などの感情をもよおしたときは、扁桃体という脳の部位が活発に活動します。扁桃体は、脳の側頭葉の内側に位置し、大脳辺縁系と呼ばれる情動に関係する回路の一部です。うつ病のほかにも、不安症や統合失調症でその異常が指摘されています。

一方、自律神経の中枢は、扁桃体からほど近い視床下部という場所にあります。何らかのストレスにさらされ、不安や恐怖を感じて扁桃体が活発に働くと、その信号が視床下部の自律神経中枢へと伝えられ、その結果、交感神経系の興奮が引き起こされます。それが末梢の臓器に伝えられ、腹痛や下痢といった反応をもたらすのです。

ストレスの臓器選択性は、ある特定の臓器に分布する自律神経が、この反応を起こしやすいということだと考えられています。

○適応障害で見られる身体症状と対処法

脳—臓器相関、ストレスの臓器選択性というメカニズムが働いて、適応障害ではさまざまな身体の症状が現れます。次に、その代表的なものについて見ていきましょう。

①眠れない

最も頻度の高い症状といっていいでしょう。「寝つきが悪い（入眠障害）」「途中で目が覚めてしまう（中途覚醒）」「早く目が覚めてしまう（早朝覚醒）」に分けることができます。

眠れないときには安易に睡眠剤に頼るのではなく、まずは眠れる工夫をするようにしましょう。不眠への対処はそれこそ星の数ほどありますが、ここでは、ごく基本的で効果の高い筋弛緩法について説明します。

不眠に陥ったとき、当然、あなたは眠ろうとします。でも、眠ろうとすればするほど、焦って目がさえてしまうことがよくあります。焦りは、心の緊張と全身の筋肉の緊張をもたらし、かえって睡眠を妨げてしまうのです。

睡眠は、臥床《がしょう》→筋弛緩（筋肉をゆるめる）→入眠という一連の行動から成り立っていますが、眠ろうとする努力は、これとは全く逆のことをしていることになります。つまり、臥床→筋緊張→覚醒です。これでは、眠れるはずがありません。

よって、眠りたければ、まず眠ろうとしないことです。

では、どうするか。

今述べた、臥床→筋弛緩→入眠のプロセスに沿って、臥床→筋弛緩の部分だけに注目します。最後の入眠については一切考えません。ひたすら、脱力です。ここさえうまくできれば、入眠は自動的についてきます。

まず、臥床です。横になるときには、全身の筋肉が弛緩しやすいような姿勢を取ること、つまり、仰向けになることが重要です。

仰向けになったら、足は肩幅程度に開き、腕は軽く身体から離してリラックスしてください。手のひらは、下向き、敷き布団の側に向けます。そのとき、やや顎を突き出すようにして、喉にかけてまっすぐになるようにします。頭頂部よりやや後ろで布団と接する形です。

このような姿勢を取る理由は、頭部と手足を含め、身体の背面すべてが布団（マット）に接するようにして、体重を支える力を均等に分散させ、身体のどこか一カ所に負担がかからないようにするためです。横向きだと、体重を支える面が狭くなる上、上腕の上部、腰部に支える力が集中し、筋肉に負担がかかってしまいます。

うつぶせは、体重の分散という点では問題ありませんが、首が九十度に回るため、首と肩の筋肉に負担がかかります。これを続けると、頭痛や肩こりの原因になる上、ほお骨の一点で頭の重みを支えることになるので痛みが生じます。

手のひらを下に向ける理由は、それが人間にとって自然な姿勢だからです。上（掛け布団側）に向けると、前腕から上腕の筋肉に緊張を強いてしまいます。ピンとこない方は、立った姿勢で両腕をだらりと下に垂らしてみてください。手のひらは、後ろからやや身体寄りに向いているはずです。

 やや顎を突き出すのは、首を伸ばして気道を十分に確保するのと、首を後ろに曲げぎみにすることで、頚部や肩の筋肉に負担をかけないようにするためです。

枕は、できれば使わないほうがいいでしょう。枕を使うと、どうしても首が前屈ぎみになり、首から肩にかけての筋肉に緊張が起こります。枕があったほうが落ち着くという方は、首枕やタオルを二、三枚重ねる程度など、できるだけ低くするようにしてください。

次に、顎の力を抜いてください。なぜ顎かというと、「眠れない」という精神的緊張が筋肉の緊張をもたらすとき、全身が一様に固くなるのではなく、下半身より上半身の筋肉、特に顎から首、肩、上腕にかけての筋肉、中でも、顎の筋肉である咬筋《こうきん》が緊張するからです。

ひたすら咬筋の力を抜いてください。電車で居眠りをしている人のように、口をぽかんと開けるイメージです。これでもか、というくらい、徹底的に抜き続けてください。そうすると、自然と首から肩にかけての筋肉群の力が抜けていきます。さらに、上腕から脱力が波及し、やがて全身がリラックスしてきて、いつのまにか入眠しているということになります。

②喉の異物感

喉に何かがあるような感じがして、物が飲み込みにくい感じがします。

実際に飲み込めなくなったり食べ物が引っかかったりすることはありませんが、その不快感は持続的で、「喉に何かできたんじゃないか」という心配から、患者さんは耳鼻咽喉科を受診することが多くなります。もちろん、検査で異常は見つかりません。

③胸の圧迫感

喉の下、鎖骨の付け根からみぞおちにかけて、何かが詰まったような、圧迫されたような感じになります。

④息苦しい

胸の圧迫感と似ていて、同時に起きてくることもしばしばです。「いくら息を吸っても酸素が足りない」と訴えることが多く、中には「息の吸い方を忘れてしまった」

図 4-2 腹式呼吸の方法

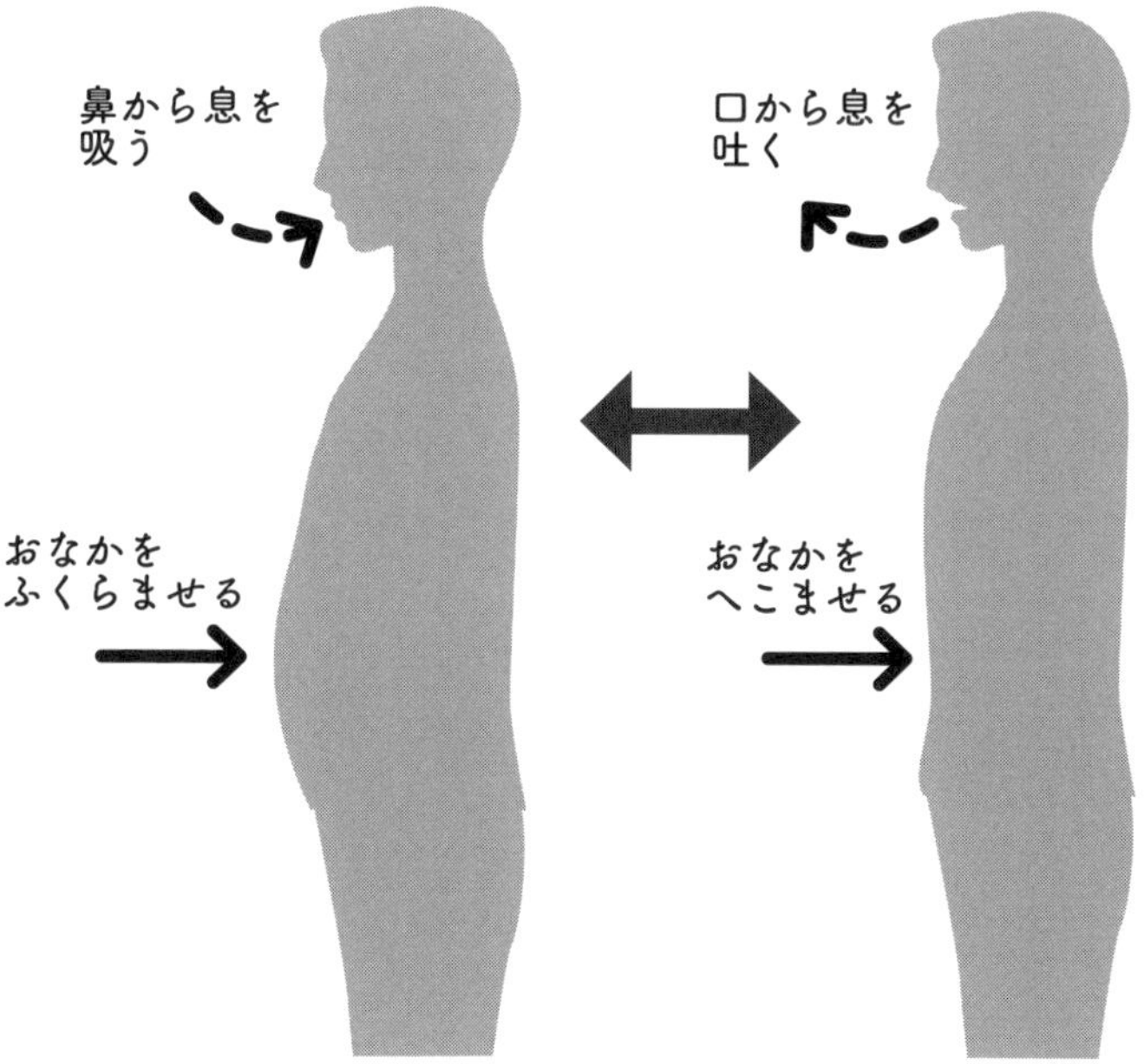
鼻から息を
吸う
口から息を
吐く
おなかを
ふくらませる
おなかを
へこませる

「意識しないと呼吸ができない」などといって不安になります。悪化すると、過呼吸症候群に移行することがあります（106ページ参照）。過呼吸症候群は発作的に起こりますが、「息苦しい」は持続的な症状です。

②～④の対処法は、腹式呼吸です（図4－2参照）。これらの状態のときは浅く早い呼吸になっていることがほとんどで、しかも息を吸うときに胸をふくらませる胸式

呼吸になっています。特に、女性においてはその傾向が強いです。これらの状態は、横隔膜や肋骨間の筋肉の持続的な収縮により起きているので、おなかと胸郭をふくらませる腹式呼吸によって緩和することができます。

⑤手足や口の周りのしびれ

発作的に息が苦しくなり、呼吸が早くなる過呼吸症候群に伴うことの多い症状です。しかし、過呼吸を起こしていない状態であっても、ストレスにさらされると、手足や口の周りのしびれが起こることがあります。脳神経外科や脳神経内科を受診する人もいますが、脳のＭＲＩを撮っても何の異常も見出されません。

一般的に、適応障害で起きてくる手足や口の周りのしびれは軽度で、日常生活に支障のないレベルなので気にすることはありません。気にしすぎるのは、かえって悪化の要因になります。

⑥動悸

「心臓がドキドキする」という訴えになります。これも「心臓が止まってしまうのではないか」という恐怖感をもたらし、パニック障害に移行することがあります（１０

5ページ参照)。急性の強いストレスにさらされ、不安や怒りの感情が強いときに現れます。更年期を中心とした女性に多い症状でもあります。

「心臓がドキドキする」という訴えには二種類あり、一つは脈拍が早くなる、いわゆる頻脈で、もう一つは、脈拍は正常だけれども、脈の一拍一拍の拍動が強くなっているものです。

後者の場合、「心臓がドキドキする」と訴えても、心電図や脈は正常なので、動悸(頻脈)とは判断されません。医者からは「異常ありません」と返されることになります。交感神経の過緊張が原因なのですが、自律神経の検査は一般の内科や循環器科では行いませんので、理解されないことの多い症状です。

対処法としては、腹式呼吸と、眼球を瞼の上から圧迫して副交感神経を刺激するアシュネル反射(アシュネル法)になります。やり方は次の通りです。

・椅子に座り、目を閉じ深呼吸する。
・片目の瞼を、人差し指と中指の腹で静かに三十秒程度押す(眼球を強く押さない)。
・一～二分程度で効果が出てきたら、もう片方の目に移る。

⑦めまい

患者さんの訴える「めまい」の内容には三通りあります。それは、周りの景色がグルグル回るように感じる回転性めまい、船や雲に乗っているみたいにフワフワする動揺性めまい、立ち上がるとクラッとする起立性めまい（立ちくらみ）です。

回転性めまいは、メニエル病や良性発作性頭位眩暈など、耳の内耳の問題であることがほとんどです。よって、耳鼻科で専門的な治療を受ける必要があります。

注意しなければならないのは、こういう訴えのめまいの背景に、貧血、脳腫瘍、不整脈など、重大な疾患が潜んでいる可能性のあることです。まず身体の病気がないか、血液検査やＭＲＩ、心電図などではっきりさせるべきでしょう。

動揺性めまいは、心因性で最も多いめまいです。身体の水の巡り、特に内耳のむくみが問題と考えられます。よって、全身の水の循環、内耳周辺のリンパの流通をよくすること（リンパマッサージ）で改善をはかることができます。

耳周りのリンパマッサージのやり方は、「鎖骨→顔→脇→腕→脚の付け根（鼠径部）→脚」と進んでください。人差し指で鍵を作り、その鍵の真ん中に当たる部分でマッサージしていきます（図４‐３参照）。鎖骨が出発点になっているのは、全身のリンパ管が最終的に左の鎖骨の下で静脈に合流するからです。

図4-3 リンパマッサージを行うときの指の形と流れ

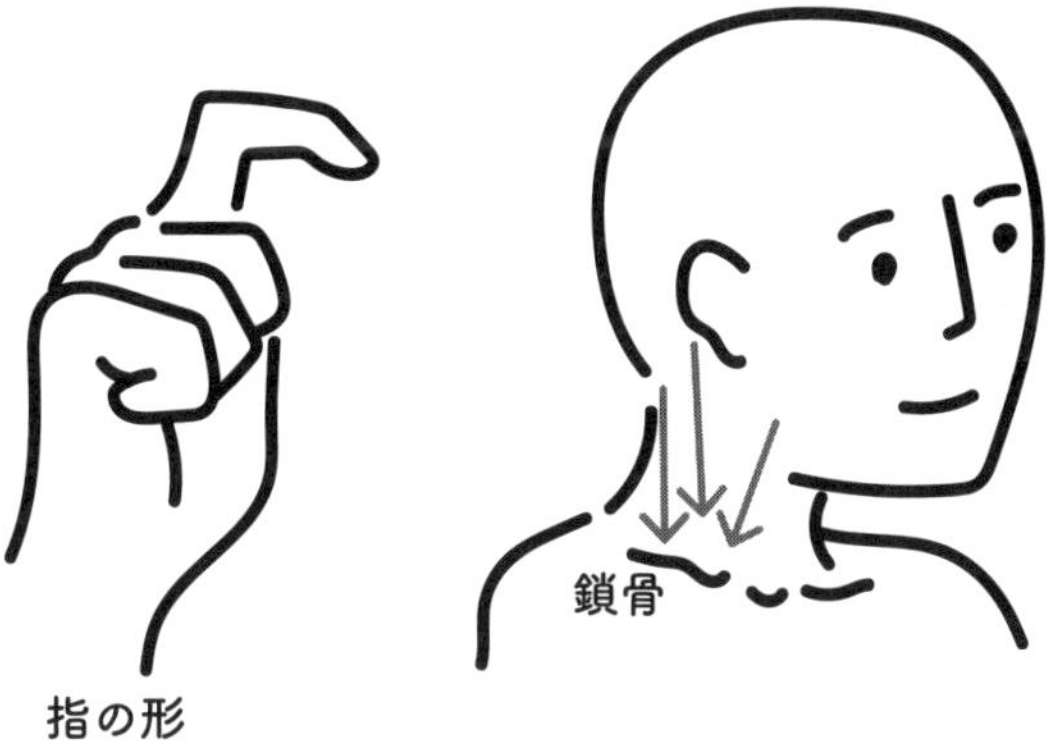

これに、指もみ手もみを加えると効果的です。方法は、手足の指の先端から根元に向かって絞るようにもみ、手のひらと足の裏は、まんべんなくマッサージするようにします（102ページ、図4−4参照）。特に足の指の付け根のマッサージは、リンパの働きを活発にするので丹念に行います。

　リンパ管は手足の末端で細かな管の塊として始まっているので、この部位で流れが滞りやすく、まずここからもみ出していくことでリンパ液（水）の循環が改善します。

　起立性めまいは、低血圧や起立性調節障害で起こります。まず循環器科で、子どもの場合は小児科で検査を受けることが重要です。女性や思春期の若い人に多い傾向に

図4-4 指もみ、手もみの方法

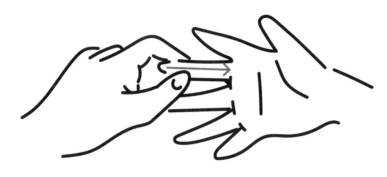

あります。

起立性めまいに対しては、血圧を上げることと下半身の筋力強化が重要です。塩分の多い食事、ジョギングやスイミングなどの有酸素運動、昇圧剤や朝鮮人参の服用も効果的です。

⑧吐き気

食欲不振を伴います。漫然と吐き気を感じるというより、何らかのストレスを感じたとき、例えば満員電車やプレゼンテーション、試験前で「勉強しなきゃ、でも手につかない」と葛藤している最中、またはその前に起こります。

心因性の吐き気は、東洋医学的に考えると気の逆流と捉えます。対処法としては、この逆流を抑えるみぞおちマッサージが効果的です。

横になり（できれば軽く上体を高くする）、乳

図 4-5 みぞおちマッサージ

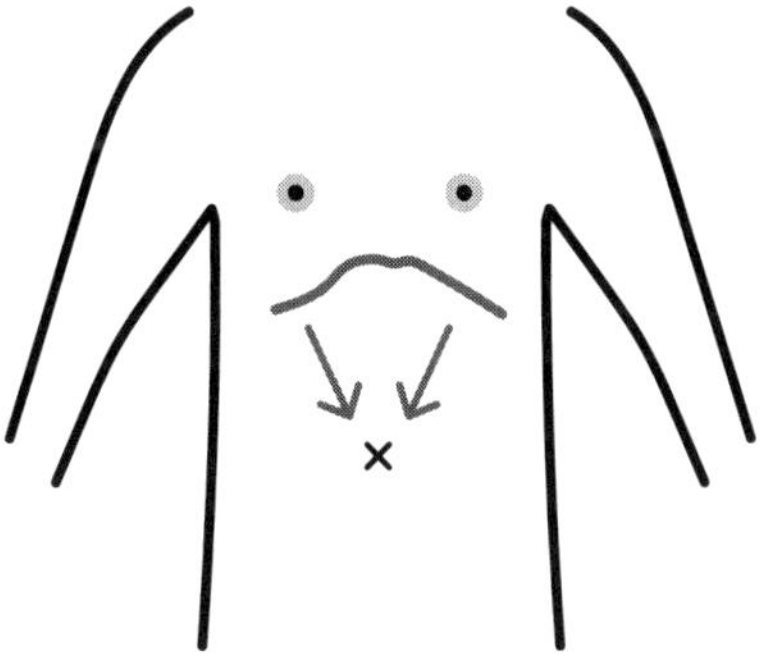

頭よりたどった肋骨の下縁から臍に向かって、親指の腹でマッサージしていきます（図4－5参照）。ポイントは、息を吐きながら下に向かって押していくことです。ゆっくり、五～十回ほど続けてください。

⑨難聴

急性の、強いストレスにさらされたときに生じることがあります。一時的に両耳に起こりますが、難聴への直接的な治療は行わず、原因となっているストレスの処理を行います。

⑩失声

比較的慢性のストレスによって起こります。経過も長く、年単位のリハビリを要する場合があります。声が出ない、声量が小さい、かすれ声になるなど、症状はさまざまです。

これも、失声そのものに対する治療よりも、ストレスの処理、考え方の修正に主眼を置きます。長引くようであれば、発声のリハビリを行うことがあります。

⑪咳

意外にも頻度の多い症状です。気づかれにくい傾向があり、はじめのうちは風邪と思って一般内科や呼吸器科を受診しますが、あまりに経過が長引き、風邪にしてはおかしいということで心療内科を受診します。一般的には空咳で、悪化すると喘息に移行することがあります。


これらのほかにも、適応障害では頭痛、肩こり、腰痛、疲労感、倦怠感、女性であれば月経周期の乱れ、月経痛、月経時の出血過多、冷え性などの身体症状が現れます。

重要なのは、これらの身体症状が比較的病初期から出現するということです。抑うつや不安など、心理的な症状が出現する前から、あたかも警告サインのように出てきます。このことを知っておけば、適応障害の初期のうちから対応することができます。

これまでに挙げたのは症状ですが、もう少し複雑なメカニズムが働いて、一つの疾患単位として捉えられる場合があります。つまり、適応障害に併発しやすい疾患です。次は、それらについて見ていきましょう。

○適応障害に伴いやすい疾患① パニック障害

日々会社でストレスを被っているうちに、通勤電車の中で突然不安に襲われ、動悸やめまい、過呼吸などを起こして途中下車せざるを得なかったり、倒れて救急車で運ばれるということがあります。職場のストレスに伴い、こういう不安発作が繰り返されると、パニック障害と診断される可能性が高くなります。つまり、適応障害にパニック障害を併発する形です。

この場合、三つの厄介な問題が生じます。それは、**予期不安、広場恐怖、般化**です。

予期不安とは、以前発作を起こした場所に近づくと、また発作が起こるのではないかという不安が予期的に起こる現象です。

広場恐怖は、過去にパニック発作の起きた現場に恐怖を覚えるとともに、それに類する場所にさえ同様の不安や恐怖を感じることです。典型的には、人ごみの中にいる、列に並んでいる、バス、電車、自動車で移動している最中などに不安に襲われます。患者さんは、その恐怖を避けるためにこれらの場所を回避します。

予期不安や広場恐怖が厄介なのは、時間が経てば経つほどその範囲が広がることです。例えば、満員電車だけが不安だったのが、いつしか混んでいない時間帯の電車、別の路線、ひいては車の運転や街中の人ごみまでもが恐くなります。避ける状況や場所がどんどん増えていくのです。これを般化といいます。般化が起こると、活動範囲がさらに狭くなり、仕事に行くことが一層困難になります。

こうした症状が悪化し、持続するようになると、パニック障害に準じた治療が必要になります。

○適応障害に伴いやすい疾患② 過呼吸症候群

若い女性タレントやスポーツ選手が、緊張のあまりに過呼吸発作を起こしたというニュースがたびたび報じられます。世間的にもよく知られているのが、過呼吸症候群です。職場ストレスでも、圧倒的に女性に多く見られます。長期にわたって心労が重なり、その結果、突然、胸に圧迫感を覚え息が苦しくなるのですが、これはストレスが呼吸器を標的臓器として選択しているのです。

過呼吸症候群では、「空気が足りない」という感覚に陥ります。すると、それを補おうとして、せわしなく息を吸い、そして吐くという頻呼吸となります。

頻呼吸が続くと、血液中の酸素の濃度が上がると同時に、二酸化炭素の濃度が下がります。肺から取り込まれた酸素は、ヘモグロビンと結びついて全身の細胞に送られますが、その際、二酸化炭素は、細胞への酸素の引き渡しに重要な役割りを果たしています。この二酸化炭素が足りないと、細胞に酸素が供給されず、酸欠に陥ってしまうのです。

また、血液中の二酸化炭素の減少は血管の収縮、特に脳血管の収縮を引き起こします。その結果、手足のしびれ、めまい、頭がボーッとする、だるい、筋肉がこわばるといった症状が出ます。それらの身体変化がさらに恐怖をもよおさせ、過呼吸が悪化していきます。

過呼吸症候群もまた、予期不安、広場恐怖、般化を伴います。職場においては、上司からの叱責、プレゼンテーションなど、一時的に大きなストレス負荷のかかる場面で起こることが多いため、職場自体が予期不安と広場恐怖に結びつくことがよくあります。すると、朝起きると同時に不安に襲われたり、出社しようとすると発作が出るといったことになり、職場不適応を助長してしまいます。

対処法は、以前は紙呼吸法といって、紙袋を携帯して、発作が起きたらその中で呼吸するという方法が推奨されていましたが、窒息してしまう例のあることから今はすすめられていません。

それよりも、両手で水をすくうような形を作り、鼻と口を覆い、その中で呼吸をするようにします。このやり方だと、もちろん窒息することはなく、安全に血中の酸素濃度を下げ、二酸化炭素濃度を上げることができます。

過呼吸とそれに伴う手足のしびれは、「窒息するんじゃないか」「脳に異常があるんじゃないか」「死ぬんじゃないか」といった強い不安を引き起こし、それが予期不安と広場恐怖を強化します。

しかし、医学的な重症度としては低く、また一時的なものです。救急車で病院に運ばれても、検査の結果「異常ありません、安心してください」で終わります。

つまり、その程度の重症度なのです。窒息するようなことはなく、脳に異常もなく、ましてや死ぬことなどありえないので、決して過剰な不安を抱かないようにすることが大切です。

○適応障害に伴いやすい疾患③　過敏性腸症候群

すでに述べたように、過敏性腸症候群もまた、ストレスが身体に現れる病気の一つです。頻度は高く、日本人の十人に一人が過敏性腸症候群ではないかといわれ、一説によると、消化器科の外来を受診する半数の患者さんが、この病気ではないかと考えられています。

過敏性腸症候群は、何らかのストレスをきっかけに発症します。根底には、体質的な腸の機能の弱さがあり、小さいころから何かにつけて腹痛やおなかを壊す、小学生のころから学校に行こうとすると下痢をしてトイレから出られないといったエピソードを持っていることが多いです。

症状から、下痢型、便秘型、下痢と便秘の交替型の三つのタイプに分けられ、痛みは差し込むような急激な痛みであったり、長く続く鈍痛であったりと、どのタイプにも共通しています。なお、痛む場所は一定しません。

症状が起こるきっかけは、職場での人間関係、仕事のトラブル、プレゼンテーションなどで、トイレに駆け込まずにはいられないという事態もたびたび起こります。会議の場などで「おなかが痛くなったらどうしよう」という予期不安が起こり、そういう場所を恐れたり避けたりするようになります。繊細で、几帳面な人に多く見られます。

○適応障害で見られる心理症状

適応障害で見られる心理的な症状は、**抑うつ、不安、行為の異常**に分けることができます。

抑うつは、文字通り落ち込んでしまう症状で、ここだけを取り出せば、うつ病と何ら違いはありません。落ち込み感、興味や喜びの喪失、自分を責める、会話や本などの内容が頭に入ってこない、むなしい、悪い方向にばかり考える、イライラする、消えてしまいたい、物覚えが悪くなる、といった症状です。午前中に悪化しがちなのも、一般のうつ病と同じです。

不安も同様で、全般性不安障害の症状と似通っています。ささいなことで不安になる、注意が散漫で長続きしない、怒りっぽい、音やにおいなどのちょっとした刺激に敏感になる、などです。

ただ、適応障害の場合は、これらの症状が、仕事などのストレス源に関することにふれたり考えたりすると悪化する、という特徴を持っています。休職して落ち着いていても、職場の上司から電話があると途端に悪化するということも、たびたび起こります。

行為の異常は、ストレス状況に適応できなくなった結果、逃避行動として起きてくる行動の障害です。遅刻がちになる、無断欠勤をする、物に当たって壊す、人に当たって喧嘩をする、無謀な運転をする、酒浸りになる、引きこもってゲームばかりするなどです。

行動の障害は、仕事のストレスや悩みを誰にも相談できず、一人で抱え込んでいる状況で起きやすい傾向にあります。そういう意味では、孤独のはけ口であるともいえます。長引くと習慣化し、依存や嗜癖の問題に移行していく可能性があり、そうなると、たとえストレス源が除去されたとしても、障害だけが残って治療が必要になることがあるのです。

そうならないためにも、仕事で何らかのストレスを感じたら、一人で抱え込まず、周囲の誰か、同僚や上司、家族、恋人などに積極的に相談するようにしましょう。

第五章

職場というストレスにどう対処するか

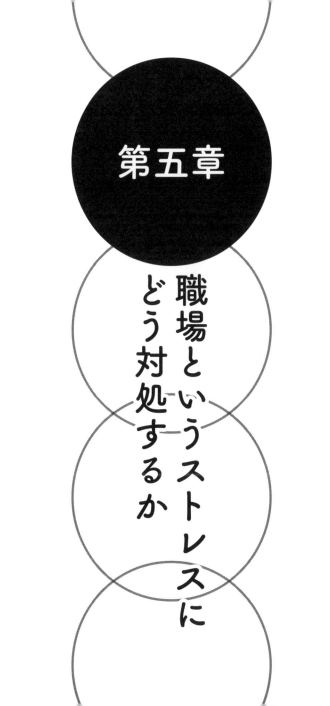

職場にはストレスが必ずあり、消し去ることはできません。また、消し去る必要もありません。なぜなら、職場のストレスには、心身の健康を圧迫するというネガティブな側面もあれば、逆に、乗り越えることで葛藤対処能力を高めてくれるというポジティブな面もあるからです。

この、ネガティブとポジティブの境目が明確であれば、対処法に迷うことはないでしょう。おそらく、適応障害にかかることすらありません。

ところが、現実社会では、この境目はなかなか見えてきません。そのため、どこまでどう頑張ればいいのか判然とせず、また、失体感症や失感情症であると、自分がストレスにさらされているのかどうかさえわかりません。

この章では、ストレスが自覚されないメカニズム、わかりにくい職場ストレス（外部要因）にどう対処すればいいかについて見ていきます。

○あなたに潜む抵抗と無自覚

厚生労働省の行った全国統計によると、病院にかかればおそらくうつ病と診断されるだろうと思われる人の受診率はわずか三十一パーセントで、そのうち、初診の診療科が精神科や心療内科以外の、内科をはじめとする身体科であった割合は六十一パーセントと高率でした。男女別では、病初期に受診するのは女性に多く、男性は悪化してからの傾向にありました。

このことは、うつ病の人、特に男性において、病院にかかることが少ないという事実を表しているとともに、**うつ病のリスクを背負っているという事実が、意識的にも無意識的にもマスクされている**ということを示唆しています。

意識的にマスクされているとは、自分はうつかもしれないとうすうす気づいているにもかかわらず、それを認めようとせず、あえて病院にかかろうとしないことで、これが抵抗です。無意識的にマスクされているとは、そもそも、うつかもしれないとさえ思っておらず、これが無自覚です。

なぜ、こうしたことが起こるかについては、次の五つの理由があります。

一つ目は、病初期において**精神症状よりも身体症状が優位である**ことです。適応障害の症状は、どれも不定愁訴といわれるものばかりなので、例えば頭痛や肩こりが続くからといって、仕事のストレスやうつ状態と関連づけて考える人はそう多くありません。すると、気づきが遅れ、症状を進行させてしまいます。

二つ目は、**無自覚と抵抗そのものが症状である場合**で軽躁状態がそれに当たります。

軽躁状態は、双極性障害（躁うつ病）の躁病期か、第一章で説明した抵抗期の終盤、まもなく疲弊期に移行する時期に起こります。

抵抗期には、抗ストレスホルモンが十分に分泌され、ストレスに対処できていますが、後半になり諸機能が不安定になると、ときに爆発的に分泌され過興奮となり、セルフコントロールがきかなくなるのです。忙しさのあまりかえってハイになり、何でもできてしまうように感じたりするのは、このためです。

こういうときは、自分はうつかもしれないから休息を取らねば、という自制がききませんし、うつかもしれないとさえ思わなくなります。

三つ目は、**プライド**です。仕事ができる人であればあるほど、自分がうつ病にかかるはずがないと否定します。特に、健康への意識の低い男性に多い傾向にあります。

四つ目は、執着気質やタイプAなど、**偏向した性格傾向**です。こういう性格の人たちは、失体感症、失感情症（43、63ページ参照）の傾向があり、心身の不調に無頓着で、仕事のタスクを達成することにまい進します。

五つ目は、**査定に影響するかもしれないという不安と恐怖**です。「うつであることが会社に知られたら、キャリアに傷がつくのではないか」などという心配です。メンタルヘルスの法整備がなされている現在、心の病を理由として職位に変更を加えることは原則的にはできませんが、案外、そのことは知られていません。

これら五つの壁が存在していないか、あなたはじっくり考えてみる必要がありま す。もし、思い当たることが一つでもあれば、そこを修正する必要があります。

○心理的ゲームに陥らない

第一章で、二〇一七年度の労働安全衛生調査において、職場に「強い不安、悩み、ストレスとなっていると感じる事柄がある」と答えた労働者が五十八・三パーセントにのぼり、内容別に見ると「仕事の質、量」が一位で、「対人関係（セクハラ、パワハラを含む）」が二位であると述べました。

「仕事の質、量」は、職場の構造的な問題として表に出やすく、また、対処もしやすいのですが、「対人関係」は感情のからむことが多く、解決が遅れる傾向にあります。実際、患者さんの口にするストレス原因として圧倒的に多いのが人間関係です。中でも頻度の高いのが、上司との関係です。

なぜ、上司が問題になるかというと、権力を持っているからです。また、上司自身が非常に多忙であることのほか、中には不適格者が上司になっていることも要因として挙げられます。

上司の権力は、正当に行使されるなら指導の域を出ないのですが、個人的な好き嫌いや支配欲、自己保存欲求といったバイアスがかかるとハラスメントになります。部下は基本的に上司に従う義務を背負わされているので、なかなかこれに抗えません。

結果、同じハラスメントが日々繰り返されることになります。それは、あたかも上司と部下それぞれが、圧迫する人、される人という配役を振られ、演じ続けている劇のように見えます。この繰り返される定型的な対人パターンを、心理的ゲームといいます。

心理的ゲームは、友人、家族、恋人など、あらゆる人間関係において生じ、特に明白にヒエラルキーの存在する職場においては、出現しやすい傾向にあります。

いったん始まった心理的ゲームは、容易には終わりません。努力して止めようとしない限り続きます。なぜなら上司は、圧迫すればするほど自身の優位性に快を求めることになり、部下は、その立場の弱さ、気弱な性格、相談相手がいないといったことで、それを甘受しやすいからです。

もし、あなたが職場で日々同じストレスに苦しめられているとしたら、心理的ゲームに陥っていないか、よく考えてみる必要があります。そして、**陥っていると感じた**

ら、ゲームを終わらせるべく、昨日までとは違う行動パターンを取ってみてください。

例えば、あなたが上司の心ない言葉の暴力に悩まされているとします。あなたは、つらいけれども、自身のスキルの低さに負い目を感じて言い返すことができません。

このとき、上司はあなたが反撃してこないのをいいことに、安心して罵倒しているかもしれません。もっといえば、あなたを罵倒することで、日ごろのストレスを発散している可能性さえあります。だとしたら、なんとも割の合わない話です。

あなたは、この不当な状況を打破すべく、ひとまず反撃を試みるべきです。反撃とは、いい返すことはもちろん、上司や保健スタッフに相談するといったことも含みます。反撃することで、昨日までの定型的なパターンを終わらせ、別の方向に事を向かわせるのです。

また、ハラスメントをする上司ほど、反撃に遭うと防衛反応から攻撃の手をゆるめる傾向にあります。強い人ではありません。

「私を不当に扱うと痛い目を見るぞ」というメッセージを、あなたはしっかりと伝えるべきです。

○いかに孤立しないか

前節でお話しした反撃の一つの手段として、孤立しないことが大切になります。簡単なことのようですが、現実には案外難しく、クリニックに来られる患者さんの中には、職場の上司や同僚、家族に黙っているという方が結構おられます。わかってくれない、話すと評価を落としてしまう、周囲から変な目で見られるのではないか、など理由はさまざまですが、そのことによって一層症状を悪化させてしまいます。

確かに、周囲の無理解はあるでしょう。しかし、だからといってつらい現状を自分の胸の内にだけ仕舞い込んでおくのは、適応障害を悪化させるだけです。

孤立は、しばしば劣等感を助長します。上司からの評価が低いと、たとえそれが不当なものであっても、「周りはしっかり仕事をしているのに、自分は何もできない」「迷惑ばかりかけて、自分はダメな人間だ」などと考えるようになります。「少しでもみんなに追いつかなければ」という焦燥感から、つらい身体に、さらに鞭を打ちます。

上司との信頼関係が破綻している場合は、なおさらです。そういうときは、職場組織の中にどこか現状を打ち明ける場所がないか、探してみてください。人事課や医務室、産業医、ほかの上司、同僚など、どこかにあるはずです。

また、現在は労働安全衛生法という法律によって、従業員のメンタルヘルスは守られており、ハラスメントや過重労働が明らかになれば、労働災害の認定から損害賠償ということさえありえます。この法律のおかげで、一昔前に比べれば企業のメンタルヘルス対策は相当に向上しています。決して一人で悩まず、しかるべき部署、人に相談してください。

○自分中心でいい

適応障害と診断される患者さんを見ていると、自己犠牲的に仕事に忠実な人が目立ちます。すでに述べたように、医学的にはそれを過剰適応と表現しますが、多分に自虐的で盲目的です。課せられた目の前の仕事をこなすことを最優先し、たとえ身体を壊しても意に介さず、仕事から離れることをよしとしません。執着性格やタイプAで特にそれが顕著です。

こういう人は、人生が会社を中心に回っているといえます。それがすべて悪いとはいいませんが、そのように見える患者さんに「身体を壊してまで、命を削ってまでやる仕事ですか?」と問いかけると、はっとして複雑な表情をするものです。

こういう人は、仕事が自分の人生そのものだという自覚のもとに取り組んでいるわけではありません。課せられた仕事を盲目的に、近視眼的にこなしているだけです。

この構図は、「金魚の食事」に例えることができます。金魚は、餌を与えれば与えるほど食べ続け、自らの判断で止めることがありません。さらに与え続ければ、食べすぎで死んでしまうことさえあります。

あなたが仕事の重圧を懸命に跳ね返そうと努力し、そのことで体調に変調をきたしているなら、一度立ち止まり、「身体を壊してまでやる仕事か？」「金魚の食事になっていないか」と自問してみてください。「いや、家族を養わないといけない、食べるためには仕方がないんだよ」と反論されるかもしれません。

確かに、経済的な問題から働き続けなければならないことはあるでしょう。

しかし、それならば、なおさら倒れてしまうわけにはいきません。一度立ち止まって、場合によってはいったん休んで、心身のケアを行う必要があります。がむしゃらに働いて一ヶ月後に心筋梗塞で命を落とすか、いったん休んで心身の健康を取り戻し、あと三十年働き続けるか、どちらが家族思いであるかということです。

つまり、**自分中心でいい**のです。たった一度しかない人生を、会社の付属物にしてしまってはいけません。「周りに迷惑がかかるから」と休養をしり込みする必要はありません。それは決してわがままではなく権利であり、セルフコントロールそのものです。

○問題同僚という存在

本来、同僚は過酷なビジネスの現場をともに戦う仲間です。互いが補い合い、助け合っていく存在です。しかし、現実には、なかなかそううまくはいきません。やっかみ、妬み、無関心、嫌悪、さまざまなネガティブ感情がそこに渦巻きます。

同僚との軋轢の形は千差万別ですが、よくあるパターンとして、「優位に立とうとする」と「わかってくれない」があります。

「優位に立とうとする」は、同僚の側の心理です。

あなたを下位の存在としてターゲット化し、貶《おとし》める行為を次々とぶつけてきます。スキル不足やミスを細かくあげつらったり、ささいなことで必要以上に攻撃してきたり、上司やほかの同僚に悪口を吹聴するといった行為です。

問題上司が権力を武器にハラスメントを仕かけてくる構図と基本的には同じで、あなたを貶めることで自分を優位かつ安全な立場に置こうとします。

「わかってくれない」は、患者さんの側の心理です。

例えば、一生懸命やっているのに認めてくれない、慣れない業務なのに誰も教えてくれない、体調の悪さを訴えても相手にされない、といった不満として聞かれます。

これは、周囲の無関心に問題があるように見えますが、実は、周囲に期待しすぎる患者さんの側にこそ問題があります。

なぜ、「わかってくれない」と訴える患者さんに問題があるかというと、**職場の人間関係は表層的である**ということをわかっていないからです。

職場の人間関係は表層的です。恋愛関係を除くと、人間関係の親密度、親和度は、年齢、交流期間、交流属性に依存しています。小学生などの低年齢で、交流期間が長いほど「親友」になる確率は高く、学生時代に同じ部活（共通の交流属性）で苦楽をともにすれば一生の友達になります。そういう関係では、損得勘定なしに本音で関わり合うので、心から互いを信用することができます。

しかし、職場の人間関係には、時間をかけて醸成された信頼は存在しません。仕事という共通項で一緒にいるだけです。それぞれ大切な人は、職場以外のところにいます。それでも、終身雇用が当たり前だった団塊世代あたりでは、仕事を通じて家族のような信頼関係を構築することもできたでしょう。しかし、転職やM＆Aが当たり前となった昨今、そのような関係性は稀です。

関係が表層的なため、周囲の誰も、あなたのことを第一には考えていません。互いが互いに関心がありません。誰もが自分第一です。

身もふたもない話に聞こえるかもしれませんが、あなた自身を振り返ってみてください。家族や親友と同じくらいに、周囲の同僚は大切ですか？　隣に座っている同僚のために命を投げ出すことができますか？

答えはノーでしょう。家族や恋人ほど、同僚は大切な存在ではありません。

しかし、日本人は依存的な傾向があるので、仕事だけのつながりとして割り切ることができません。自分のために周囲が何かをしてくれるのではないかと、常に期待しています。その期待は多くの場合裏切られ、ストレスを抱え込むことになります。

まず、この構図をしっかりと理解しましょう。

○問題同僚への対応策

あなたには落ち度がなく、ストレスをかけてくる同僚の側に主たる原因がある場合は、どう対処すればいいのでしょうか。同僚が傷つく言葉を平気で投げかけてくる、理不尽に仕事を押しつけてくる、セクハラを仕かけてくるといったケースです。

そのような人とは、理解し合って良好な関係を築くことのできる可能性は低いでしょう。そこを乗り越えるには多大な時間と労力を要し、多くの場合、徒労に終わります。多忙な日々の仕事の中で、そんな努力はとてもできるものではありません。

そもそも同僚との関係が表層的なものであるという前提に立てば、**問題同僚に対処する上で最も効果的な方法は、距離を取る**ということです。

距離を取るとは、客観的に相手を見るということであり、感情的にならないということです。ハラスメントを仕かけてくる相手に感情で返してしまうと、怒りの応酬になってしまいます。感情のぶつけ合いは、それ自体が目的化し、解決に向かうことはありません。

距離を取る際、大事なのは解決を志向することです。解決は、志向しない限り訪れることがなく、漫然としていると悪しき関係が続きます。

具体的には、自分で問題を抱え込まず、上司や人事に積極的に相談することです。部署の問題として共有すべきで、決して一対一の関係にとどまらせてはいけません。

場合によっては、理不尽な言動や態度を記録し、あとで争いになった場合の証拠として残しておきます。異動を申し出たり、産業医と相談し、一定期間自宅安静をさせてもらうのもいいでしょう。

自分が攻撃の対象にならないためには、事前に自己防衛することも大切です。そのためには、過剰な期待を相手にせず、必要以上に踏み込んだ関係を控え、あくまでビジネス上の人間関係の域を出ないようにします。問題同僚に、わかってもらいたいと思うことも間違いではありませんが、そのために距離を縮めることには多大な労力を要します。

こういうつきあい方は、ご近所づきあいと同じです。必要以上に距離を縮めず、互いが心地よくその場を共有できるようにして、譲るところは譲り、過剰な自己主張は控えます。最低限の礼節を重んじ、つかず離れず、気を配っていきます。

それでも度を越して同僚がハラスメントを仕かけてきて、もはや距離を取るだけでは防御しきれなくなったときは、毅然として戦います。

戦う場合も感情的になってはいけません。自分の正当性を主張し、決してブレてはいけません。

ハラスメントを仕かけてくるような相手は、弱腰でいると、それをいいことにかさにかかって攻めてくるので、一喝するぐらいのことはかまいません。戦う以上は勝たなければならないからです。周りを巻き込み、場合によっては法律家にも相談しましょう。自分に非がないと確信を持っていえるなら、遠慮は無用です。

○ストレス源になりやすい、上司と部下の意識の差

上司がストレス源になる要因の一つとして、上司と部下の意識の差があります。つまり、部下が上司に求めるものと、上司が部下に求めるものとの間にギャップがあるのです。

ここでは、部下から見て、どのような上司が嫌われるか、または好かれるか、部下がどのような上司を求め、上司がどのような意識で部下に接しているかを見ておきましょう。

それには、立命館大学の山浦准教授（当時）が、満井就職支援奨学財団、静岡経済研究所と共同で行った研究「職場の上司と部下の関係実態調査　二〇一〇年」が参考になります。

同研究によると、部下が「上司との信頼関係が深まった」と思うエピソードのトップ五は、「業務外（飲み会・食事会・プライベート会話）」「上司サポート」「声かけ・言葉」「評価（ほめる・認める）」「業務を任される」でした。

逆に、部下が「上司との信頼関係が損なわれた」と思うエピソードは、「自分のミス」「頭ごなし・納得できない指示命令や叱り方」「土壇場で修正が入る」「業務を放置される」「相談しても助言なし」でした。

また、上司と部下の関係性のよい職場では、悪い職場と比較して、「タイミングよくほめる」「納得できるように注意」「タイミングよく注意」「個人的な悩みに気配り」「雰囲気作りの意識が高い」といった上司の特徴が見られました。

これらのことから、飲み会は古いなどといわれますが、上司との信頼関係を結ぶ場としては、いまだに機能しており、部下は組織の一部ではなく、個人として尊重してほしいと願っているということがわかります。しかし、そういう部下の願いを上司が理解しているかというと、そんなことはありません。

同じ研究によると、部下と上司、それぞれの思い描く理想の上司像について見てみると、部下が理想とするのは、「仕事のやり方を指導」「納得できるよう注意」「仕事上の相談にのる」「努力した点をほめる」「社会人・組織人としての指導」といった「働きかけてくれる上司」だったのに対し、上司が理想とする上司像は、「仕事の内容や計画を明確に伝える」「目標達成・業務改善意欲が高い」「クレーム対応が早い」といった「組織的なリーダーシップを目指す上司」でした。

つまり、求める上司像が、上司と部下で全く異なるのです。このことは、上司自身が上司としての職責を全うしようとすればするほど、部下にはその真意が伝わらず、かえって関係が崩れやすくなるということを示しています。

人間は、愛されたいという人間の基本的な欲求を持っています。表層的な人間関係である職場においては、誰もが心の底に不安を抱えており、そこを埋めてくれる機能を上司に求めています。しかし、上司は職責から、組織の維持を優先的に考えてしまいます。このギャップが問題で、部下の人間性を無視した上司の暴走の一因をなしているのです。

第六章

適応障害はセルフコントロールできる

――自分の中の打たれ弱さを克服する

日々降りかかるさまざまな職場のストレスに、あなたは対処しなければなりません。その対処能力が脆弱だと、わずかなストレスで適応障害にかかってしまいます。

この章では、適応障害を構成する三つの要素のうちの「内部要因」、とりわけ、ストレス対処能力の脆弱性とその克服法について解説していきます。

○主観型から客観型へ

第三章で、主観型、客観型ということについて述べました。
主観型とは、ストレスに対して「いやだ」「つらい」「むかつく」など感情優位に反応するタイプで、目先の感情にとらわれるあまり、解決の糸口を見出すことができません。客観型は、問題点を論理的に整理し、解決に向けて思考を進めることができます。適応障害にかかりやすいのは、いうまでもなく前者です
主観型でよくあるのが、「どうしよう思考」です。例えば、「自分のせいでプロジェクトが止まってしまったらどうしよう」「出世コースから外れたらどうしよう」「解雇されたらどうしよう」といった思考です。
「どうしよう」とは、直面した問題の解決法が見つからず、これからどうなるかわか

らない、つまり先が見えないということを意味します。この不見性は、不安と恐怖を引き起こします（ブラックボックス効果）。暗闇にぽつんと置かれた状況を想像すれば、容易に理解できるでしょう。

適応障害で来院される患者さんのお話をお聞きすると、ストレスに直面した局面で、この「どうしよう思考」に陥っていることがとても多いのです。ですから、これをどう処理するかが重要になります。

解決法は、「どうしよう思考」の本質が「見えないこと」なので、これを可視化すればいいということになります。それは、「どうしよう思考」を「こうしよう思考」に変えるということです。

例えば、「自分のせいでプロジェクトが止まってしまったらどうしよう」と不安になっていたとします。これを「どうしよう」のままにしておくと、ブラックボックス効果で不安がふくらんでしまうので、「もし、止まってしまったら、A部署のBさんに相談しよう、いや、そもそも止まらないように、全体ミーティングを提案しよう」など、具体的な解決策を考えます。

不安の根源になっている見えない部分を可視化するコツは、起こり得る状況をできるだけたくさん心に描き、その一つ一つについて対応法を考えることです。

つまり、選択肢を複数用意します。実際にどのように事が運ぶかはもちろんわかりませんが、いくつもの可能性を頭の中に並べて未来を見えるようにしておけば、安心の度合いが増します。暗闇にぽつんと残され不安に駆られていても、明かりがともり周りが見渡せるようになると、途端に安心するでしょう。あとは、現実に即して対処を実行していけばいいのです。

○認知の歪みと自己洗脳を修正する

「認知の歪み」とは、あたかもその人の中で固定化され、意識すらされずに思考や行動を規定する誤った考え方の癖で、親の影響や生育環境から自然と育まれます。代表的な「認知の歪み」には、次のようなものがあります。

「全か無か」
完璧であることが唯一の価値で、少しでも不完全だと無価値だと思う。
例：「少しでも失敗したら、技術者として失格だ」

「過度の一般化」

たまたま起きた悪いことが、常に起きることだと思う。

例：「頑張っているのに、いつもうまくいかない」

「低い自己評価」

成功は過小評価し、失敗は過大評価する。

例：「自分なんかダメだ」

「自己関連づけ」

何でも自分に責任があると思い込む。

例：別の同僚が叱られているのに、「上司が怒っているのは、自分のせいかもしれない」

「マイナス思考」

何に対してもネガティブな見方しかしない。

例：ほめられても、「でも、自分はダメだから」


さほど大きなストレスでもないのに、対処しきれず適応障害に陥っていく人では、このような認知の歪みを認めることが多々あります。認知の歪みを修正するのは、認知行動療法（認知に働きかけて気持ちを楽にする精神療法）です。認知行動療法の詳細についてては成書にゆずるとして、ここでは、同療法を受けるにあたって失敗しないコツを一つ挙げておきます。

認知の歪みは、繰り返し想起されることで強化されていく、つまり、自己洗脳になっていることが問題です。自己洗脳が強化されればされるほど、修正がききづらくなります。

認知の歪みの修正は、この自己洗脳を解くことを意味しますが、そのためには**修正した思考を実生活の中で繰り返し運用していく**ことが大切です。そうやってはじめて、洗脳を上書き消去していくことができるのです。前記の例（１３４～１３５ページ参照）で考えると、まず、次のようになります。

「少しでも失敗したら、技術者として失格だ」→「多少のミスは誰でもする」

「頑張っているのに、いつもうまくいかない」→「ミスはたまたま。次はうまくいく」

「上司が怒っているのは、自分のせいかもしれない」→「自分には関係のないことだ」

「でも、自分はダメだから」→「頑張れば報われるじゃないか」

このように思考を修正したら、次に実生活の局面において、修正したこれらの文言を、しつこく繰り返し使っていきます。

認知行動療法がうまくいかない原因の一つは、思考の修正がカウンセリングの場だけになっていることです。座学だけで終わってしまっては意味がないのです。

カウンセリングの場で得たことは、実生活で実践してはじめて身につきます。甲子園を目指す高校球児が夜な夜なバットを振るように、修正と運用をしつこく繰り返すのです。なかなかうまくいかない場合は、修正した文言をメモに書いて携行するなどして、認知の歪みが出てくる場面で繰り返し見返すとよいでしょう。

また、カウンセラーとSNSなどでこまめに連絡を取り、修正点を指摘してもらうのもいいでしょうし、そばにいる家族、友人、恋人などに事情を話し、「ほら、また認知の歪みが出てる」などと指摘、協力してもらうのも有効です。

○前向き＋「自分を受け入れる」

ストレスに打ちひしがれ落ち込んでいるとき、「前向きになりなさい」といわれることがあります。しかし、なかなかそうできるものではありません。とはいえ、そのまま放置しておけばネガティブ感情はふくらむばかりで、一向に解決の道筋は見えてきません。
ストレスに打ち勝つためにも、どうにかして前向きになる必要があります。そのために必要なことは、次の二点になります。

①前向きになることを妨げているものを修正する
②前向きになるために足りないものを補う

「前向きになることを妨げているもの」の筆頭は、これまで何度も出てきている感情です。ストレスにさらされたとき、人は感情を揺り動かされます。そして、「悲しい」「むかつく」「気に入らない」「許せない」「納得できない」などといった言葉で心の中を満たします。

問題は、感情の渦に巻き込まれたまま長い時間が経過してしまうと、抑うつや不安、焦燥といった感情障害へと発展し、論理的に考えることができなくなってしまうことです。それは、解決への道筋を自ら閉ざすことを意味します。解決に向かうためには、できるだけ感情を抑えて、理性的に物事を考えるようにしなければなりません（具体的な方法については次節以降参照）。

前向きになることを妨げるものの二つ目は、抑うつや不安といったネガティブな感情に内在する安楽さです。

ここでいう安楽さとは、「気分が落ち込む」という心理行動が、何の苦もなくできてしまうことであり、なおかつ、前向きな方向に踏み出すチャレンジを妨げてしまうということです。

ネガティブな感情に満たされると、それ自体が目的化してしまい、出口のない同じ思考をグルグルと繰り返すループに陥ります。

同じことを繰り返すのは、とても楽なことです。楽なことには麻薬のような中毒性があり、なかなか抜け出せません。もちろん、本人に楽をしているという意識はなく、「つらい」「苦しい」「消えてなくなりたい」などの苦渋に満ちた言葉に嘘はありませんが、心理的に同じ場所にとどまっているという意味において、やはりそれは楽をしているのです。

「前向きになるために足りないもの」とは、エネルギーと勇気です。どちらも目には見えないので、西洋医学的な説明は難しいものですが、東洋医学的な「気」という概念で考えるとわかりやすくなります。

「気」は生命エネルギーです。これには二種類あると考えられます。つまり、生まれつき備わっている「先天の気」と、食べ物の消化・吸収によって作り出される「後天の気」です。前者と後者が絶えず供給される形で、気が成り立っています。

例えば、身体が丈夫で子どもが多い人は、先天の気、後天の気ともに旺盛で、生命力にあふれています。一方、虚弱で胃腸が弱く、年よりも老けて見えるような人は、どちらの気も乏しいのです。年を取ってくると、両者ともに衰えていきます。加齢により、気力も体力も衰えるのはそのためです。

これらの「気」は、精神的なストレスによっても消耗します。その結果、何もやる気がなくなり、疲れやすくなります。

前向きに考えるためには、このエネルギー（気）が十分にあることが不可欠です。客観思考では、脳、特に前頭葉、頭頂葉、側頭葉が活発に相互反応をします。前頭葉は論理的な思考を司り、頭頂葉は思考の統合を図り、側頭葉は言語や記憶に関わります。エネルギーが不足していると、これらの部位のつながりがうまくいかないのです。

勇気は、前向きな思考の構築と、その実行のためにぜひとも発揮しなければなりません。前向きな思考というのは、問題の解決のためだったり、よりよい結果を求めて行うものだったりしますが、それは未知な領域へのチャレンジであり、必ずうまくいくとは限りません。しかし、心配ばかりしていては踏み出せません。チャレンジにはリスクがつきもので、そこを一歩踏み出す勇気を発揮するために、エネルギーが必要なのです。

では、①と②を実行するには、具体的にどうすればいいのでしょうか。

○とりあえずストレスから離れる「プチ転地」

前節の「前向きになることを妨げているものを修正する」ために手っ取り早い方法は、問題同僚に対するのと同様、直面したストレスからひとまず距離を取ることです。

例えば、上司から叱責された、不条理な言葉をぶつけられた、同僚と衝突した、といったとき、その状況に身を置き続けていると、ひどく感情をかき乱されてしまいます。それが長く続くと、怒り、恐怖、悲しみといった感情がふくれ上がって、冷静な判断ができなくなってしまいます。

そのようなときには、「プチ転地」を行います。それは、席を外してジュースを買いに行くとか、トイレに駆け込むとか、すぐに簡単にできるちょっとしたことです。

「なんだ、そんなことか」と思われるかもしれませんが、空間が感情に及ぼす影響は絶大です。叱責する上司がその場から去ったとしても、上司の発した言葉や声、怖い顔は、その場の空間を構成するあらゆるものとリンクして、あなたがその場にいる限り、あたかも上司がまだそこにいるかのように、あなたの心を乱し続けます（ストレスの空間―感情リンク）。

そのため、とりあえず、その場から離れる必要があります。ストレスの舞台となった空間情報から避難するのです。これを心がけることで、ストレス現場にあって乱れそうになる感情を、緊急避難的にコントロールすることができます。

◯気分転換のコツ

「プチ転地」は、気分転換へと発展します。気分転換とは、思考の悪循環をいったん断ち切り、ストレス思考によってオーバーヒートした脳を冷やすということです。つまり、ストレス思考を脳からいったん消し去り、考えない時間を持つということ。そのためにすべきことは、次の二点になります。

①別世界に身を置く
②身体に負荷をかける

「別世界に身を置く」とは、日常とは決定的に違う空間に身を置くことです。ちょっとトイレに駆け込むなどよりも計画的で、少しばかり大がかりです。

ストレス現場である職場から帰宅しても、あまり疲れが取れない、気分がすぐれないままということはよくあることです。

自宅はストレスの直接の現場ではありませんが、帰宅後すぐに気分が変わるというものでもありません。たいていは、帰宅後もあれこれ思いを巡らし頭を悩ませています。いわば、日常化したストレスを感じる舞台の一部に、知らず知らずのうちに自宅がなっているのです。

つまり、ストレス源である職場という空間情報が、自宅の空間情報とリンクしてしまっているのです（ストレスの空間―空間リンク）。

これは、パニック障害で、最初は電車にだけ乗れなかったのが、いつしかバスも乗れなくなるという般化と同じ構図です。自宅が職場とリンクしてしまっては、くつろぐことは困難になってしまいます。このリンクから抜け出すために、別世界に身を置くようにします。

具体的にどこに身を置くかは人それぞれですが、普段は行かないようなところであることが重要です。例えば、美術館、植物園、海外旅行など。笑いが癒しをもたらすという点では、寄席やお笑いライブもいいでしょう。

「身体に負荷をかける」とは、いうまでもなく運動です。余計なことを考えないようにするという点で、少し苦痛を伴う運動、例えばジョギングや水泳がおすすめです。

特に水泳は、水の中が別世界そのものですし、また、水が全身にふれる感触にはリラックス効果があります。泳ぎの苦手な人は、水の中を歩いてもかまいません。泳ぐなり歩くなり、一連の動作への集中が、頭の中からストレス思考をしばし消し去ってくれます。自身の興味や経験、体力を考慮し、何をするとよいかをじっくり考えてみましょう。

○できるだけ感情的にならないコツ「もう一人の自分」

とりあえずストレスから距離を取る「プチ転地」は、簡単にできる感情的にならないコツですが、これに「もう一人の自分」を付け加えると、ネガティブな感情をより排することができます。

「もう一人の自分」とは、百パーセント客観的な自分であり、そういう自分を設定して、その目を通して自分を監視するということです。

なぜ、そんなことが必要かというと、人間は感情に支配されており、その感情に流されて心を病んでいくからです。

では、「もう一人の自分」とはどんなものでしょうか。具体的なイメージは、スポーツのレフェリーです。

スポーツの試合を想像してみてください。そこには、必ずレフェリーがいます。選手は勝とうとして必死なので、常に冷静でいることはできません。焦り、慌て、恐れ、強気になったり弱気になったりします。感情のぶつかり合いになり、収拾がつかなくなることさえあります。

そうならないよう、レフェリーは冷静に試合を観察し、ときに待ったをかけます。常に客観的な視点で、ルールの範囲内で試合を進行させていくのです。

私たちの日常生活にも、このレフェリーがいるといいのですが、そうはいきません。例えば、会社で上司から理不尽な叱責を受け、それに対してどうしようもない怒りに駆られたとき、とても冷静に対処することなどできません。そうすると、感情と感情のぶつかり合いになり、無益な争いから人間関係が破綻するということにもなりかねません。

このとき、もしレフェリーがそばにいれば、二人の間に割って入って落ち着かせてくれることでしょう。でも、現実の生活には存在しないので、心の中に自分で作るのです。それが、「もう一人の自分」です。あなたは、あなた自身として実生活で振る舞いながら、「もう一人の自分」を頭上に置いて、そこからあなた自身を監視してください。

「もう一人の自分」の監視下で生活していると、いざというとき、冷静に行動することができます。例えば、上司の理不尽さに我を忘れて感情が爆発してしまいそうになったとき、「ちょっと待った、ここは冷静になれ」と、自分自身を制することができます。

人間の思考は、感情と理性によって成り立っています。日常生活の中で、これらがそれぞれ大きくなったり小さくなったりしながらバランスを取っていますが、大きなストレスにさらされると、均衡が崩れて感情ばかりが肥大化し、暴走してしまいます。「もう一人の自分」は、この二つが無秩序にならないよう、理性的な自分を分離し、確立していく作業なのです。

○心を強くする魔法の言葉

「前向きになることを妨げているものを修正する」手段として、次に挙げるのが「魔法の言葉」です。

ストレスに直面して抑うつ状態に陥ると、人はくよくよと考え込んでしまい、そのことにいつまでもとらわれます。

「あのとき、こうしておけばよかった」「あんなことをしなければよかった」「悪いのはあいつだ、私は悪くない」「なんで私がこんな目に遭わないといけない」「お先真っ暗だ」などと悲観し、過去にとらわれ、四六時中ネガティブな言葉で頭の中を満たします。それが続くと、感情はなおさら乱れエスカレートし、冷静に考えることができなくなっていきます。

このように、現実と乖離して、時間とともに不幸感が肥大化していくことを「不幸の絶対化」と私は呼んでいます。

不幸が絶対化されると、客観的な思考ができなくなり、解決への道を自ら閉ざしてしまいます。「悲劇のヒロイン」「世界一の不幸者」の状態です。そうなると、置かれた状況さえ正しく認識できず、結果として認知の歪みが生じてしまいます。

不幸の絶対化は、ストレスの強度と、そのことに感情的にとらわれる時間の長さに依拠しています。そのためストレスに直面したら、すでに説明したように、できるだけ早い時期にストレス源から距離と時間を置き、さらに問題を相対化して考えるように努めます。

相対化するとは、平たくいえば、問題の深刻度を過小評価することです。そうすることで、不安や抑うつを軽減します。

そのためにまず必要なことは、くよくよと考え込む思考の連鎖を断ち切ることです。思考の連鎖は言葉の連鎖なので、断ち切るのも言葉です。それにふさわしい、シンプルで、切れ味のよいフレーズが、**「よくあることだ」「まあ、いいか」「まあ、しょうがない」**です。

「よくあることだ」は、置かれたストレス現場が決して特殊なものではないと認識することで状況を相対化し、問題の深刻度を低くします。

例えば、離婚、異動、ハラスメント、浮気などといったストレスイベントは、個人のレベルでは特殊な状況ですが、世間一般で見れば、日々、世界中のいたるところで起きている、実にありふれた出来事です。ごくありふれた珍しくもない出来事であれば、必要以上に深く考える必要もないでしょう。そうやって深刻度を低くすることで、問題を客観的に考えやすくし、ひいては対処もしやすくします。
「まあ、しょうがない」は、現状に満足はできないにしろ、ともあれ受け入れますという寛容な態度の表明です。

思うようにいかないことは多々ありますが、それを受け入れず否定に徹していると、ネガティブな感情にとらわれたまま、そこから一歩も動くことができなくなってしまいます。

それを打ち破るためには、起きていることを事実として受け入れ、その解決策をどうするかということに思考の中心を持っていきます。全身コチコチになった筋肉の緊張をほぐすように、心の緊張を解くのです。起きていることを否定するのではなく、そのことは存在するのだという前提に立って、ではどうするか、ということを重要視するのです。

「まあ、いいか」も、あれこれ細かい不具合はあるけれど、とりあえずそれは横に置いておいて、大枠として受け入れますという態度です。「まあ、しょうがない」と同様に、自分の意思では変えられないことに対して抗うことをせず寄り添い、その先をどうするかということがテーマとなります。やはり、客観的に考える土台となります。

○怒りのコントロール、ともあれ反省してみる

人間関係とは思惑の交錯です。うまくいっているときは快く、対立すると不快になります。この不快をいかに短時間で終わらせられるかが、心の安定を維持する鍵となります。ところが、これがなかなかうまくいきません。

例えば、あなたが会社の同僚と仕事の進め方で意見が対立したとします。はじめのうちは、お互い冷静に問題点を指摘し合っていましたが、次第に口論に発展し、感情に任せて罵倒し合うまでになりました。ほかの同僚が仲裁に入っても、埒《らち》が明きません。

トイレに駆け込むなど、いったん距離を置くことのできなかったあなたは、帰宅してからも同僚にいわれたことを思い出し、腹を立て、それが何日も続きます。そのうち、顔を見るのもいやになってしまいました。

さて、この出来事の問題はどこにあるでしょうか。同僚と口論してしまったことでしょうか。いいえ、そうではありません。感情的な言葉をぶつけられてカッとするのは、仕方のないことです。

ここでの最大の問題は、何日にもわたって思い出しては腹を立て続けたということ

です。空間的、時間的に距離を取ることができたとしても、心理的な距離が取れなければ、感情のうねりは収まりにくくなります。

感情的な人は、往々にして怒りや不満をいつまでも引きずります。十分に気持ちが収まらないうちに次の感情の乱れを抱え込み、やがてそのことに自ら耐えられなくなって心を病んでいきます。そういう人では、乱れた感情をいかに早く収められるかが鍵になってきます。そのために必要なのが、反省力です。

反省というと、自分の非を一方的に認めるようで承服しがたいかもしれませんが、感情の乱れる根源が相手そのものではなく、相手に対する自身の怒り、攻撃性であれば、効率的に収め、長引かせないことが重要になってきます。そのために、反省力は欠かせません。

もし、あなたが誰かとトラブルを抱え、相手に対する怒りで心が満ちてしまったときは、一方的に相手を責めるのではなく、ちょっと立ち止まって自身を振り返ってみてください。そして、自分に落ち度や問題点がなかったか、よく考えてみましょう。

そうすると、売り言葉に買い言葉になっていなかったか、自分も相手を傷つける言葉をいっていなかったかなど、おおいに反省すべき点が見えてくるかもしれません。

また、相手の感情的な言葉の中にも、耳を傾けるべき部分があるのかもしれません。

そうやって、自身の問題点を見つけ出したら、次に、それを箇条書きに並べてみましょう。同時に相手の問題点も書き出し、両者を見比べます。すると、問題の本質が、感情を排除した形で見えてくることでしょう。

さらに、相手の立場に立ってみてください。その上で、こちらに失礼な態度を取った事情をあえて詮索してみます。

「あいつもこのところ仕事がうまくいってないからなあ」とか「昨日の夜、奥さんと喧嘩でもしたのだろう」などです。それは想像の域を出ることはありませんが、それでもそういう理解をかりそめにも示すことで、自分の感情が収まりやすくなります。

大切なのは、自分の感情のコントロールなので、事実がどうなのかはとりあえず脇に置いて、反省力を発揮してみてください。やりにくいことではありますが、相手にとって好意的なスタンスを取ってみることは、いたずらに怒りをふくらませることなく冷静になれる、とても有効な手段です。

○睡眠リズムを一定にしてエネルギーを補充する

ここからは、「前向きになるために足りないものを補う」ためのエネルギー（気）

の補充についてお話ししたいと思います。

エネルギー（気）の補充において、睡眠が重要なのはいうまでもありません。睡眠の何が重要かというと、睡眠そのものもさることながら、規則性（リズム）です。睡眠法については第四章ですでに説明していますので、ここでは睡眠のリズムについて述べていきます。

睡眠リズムとは、床に就く時刻と離床する時刻を軸とした日々の睡眠の規則性のことです。

適応障害の患者さんから「どんな睡眠を心がければいいですか」と聞かれることがあります。これに「早寝早起きをしてください」と答える医者がいますが、それは間違いです。早寝早起きを最優先にすると、早く寝るということにこだわるあまり、焦りと緊張からかえって眠れなくなり、安易に睡眠剤に頼ることになりかねません。

では、睡眠リズムはどうあるべきか。それは、一定の時間に寝起きすることです。寝起きの時刻はあまり重要ではありません。睡眠時間は個人差と年齢差があり、成人ではおおむね六～八時間です。極端な話をすれば、昼夜逆転でも、寝起きの時間が一定で六時間程度の熟睡が得られていれば、睡眠としては問題ないのです。

よくないのは、寝起きの時間が日によってずれる睡眠です。睡眠リズムの崩れは、体内時計の乱れを意味します。

体内時計には、脳に存在する中枢時計と、肝臓や皮膚をはじめとする全身の細胞に存在している末梢時計があります。睡眠リズムが一定だと、両者が同期して内分泌系（メラトニン、セロトニン、成長ホルモンなど）や自律神経系の日内リズムを作っています。日内リズムが正常に機能していると、日々を快適に過ごすことができます。

ところが、睡眠リズムがバラバラだと、両者が同期しなくなる脱同調を引き起こします。その結果、ホルモンの分泌や自律神経の機能が失調し、倦怠感、易疲労、めまい、食欲不振、抑うつなどといった、さまざまな症状を呈します。脱同調は、睡眠リズムの乱れ以外にも、心理・社会的なストレスによって助長され、適応障害の症状の一翼を担っているといえます。この脱同調を防止するのが、睡眠リズムの一定化です。

○便通を整えるとメンタルが強くなる

エネルギー（気）の一つである「後天の気」は、食べ物の消化吸収によって作り出されます。よって、エネルギーの供給にあたっては、胃腸の機能が大切です。

エネルギー（気）は、気力や体力として常に消費されているので、私たちは毎日食事を摂る必要があります。一日の活動によって消耗してしまったエネルギーを食事によって補い、余力を持って明日に備えるのです。

ところが、日々があまりに忙しくエネルギーの消耗が激しいと、補充が追いつきません。例えば、精神的なストレスがあると自律神経機能が失調し、胃腸機能に障害が起こり、下痢や便秘、腹痛が生じます。そうすると「後天の気」の生成がうまくいかず、エネルギーが供給不足となり、気分の落ち込みや集中力の低下、疲労や倦怠感につながるのです。

胃腸の機能で最も大切なのは、便通です。便秘になるとエネルギーの流れが滞り、ちょっとしたことでイライラしたり、怒りっぽくなったりします。一方、下痢が続くと、エネルギーが便と一緒に流れ出し、だるさや疲れやすさにつながります。

便通をよくする上で気をつけるべきは、「便秘だから下剤を飲む」「下痢っぽいから下痢止めを飲む」など、対症療法で終わらせないことです。下剤は単に詰まった便を排出するだけで、腸の機能を改善しているわけではありません。また、下剤の使いすぎは大腸に変質をもたらし、より頑固な便秘を起こさせるということもあります。

大切なことは、腸の機能を改善するということです。そのためには、便秘にしろ下痢にしろ、できるだけ食べ物で改善するよう心がけます。

例えば、便秘には生ニンジンのすりおろし、プルーン、ハブ茶などを摂るようにしてください。お酒が飲める人であれば、赤ワイン入りヨーグルトも便秘に効果があります。ポリフェノールと乳酸菌の働きが便通を改善してくれます。

○食欲不振は放っておかない

ストレスが高まると、胃の機能が抑制されて食欲が低下します。胃は、「後天の気」を取り入れる入り口であり、エネルギー（気）の補充において重要な役割を果たしています。

ストレスで食欲が低下しているという状態で胃カメラ検査を行っても、異常は認められません。これは、胃炎や胃潰瘍のように胃の組織そのものに異常があるのではなく、胃の動きに問題があるからです。動きを支配しているのは自律神経です。自律神経の機能不全による胃の機能障害を、機能性ディスペプシアといいます。

この状態を改善するには、睡眠リズムと同様に、食事の規則性を守ることが大切です。たとえ少量であっても、一日三度、しかもできる限り一定の時刻に食事を摂るようにします。食べる量については、食べられる範囲で無理なく摂りましょう。

一定の食刺激を一定の時刻に胃に与えることで、機能不全に陥った自律神経にリズムを取り戻させます。食材は肉類や刺激物は少なめに、胃の粘膜を保護してくれ、疲労回復にも効果のある納豆や山芋、里芋などのネバネバ系を多めにします。胃腸を冷やすのはよくないので、夏でも温かいお茶などを飲むようにしてください。

そのほか、食材では酒、パン、チーズ、味噌、醤油、漬物などの発酵食品がおすすめです。味噌や醤油、漬物などは、以前は「塩分が高い」などと悪者扱いされていましたが、実はそれを差し引いてもあまりある効果があるとわかってきました。どの発酵食品もビタミンやミネラルが豊富で、抗酸化作用もあり、疲労回復に効果的です。

第七章

医者とうまくつきあうには

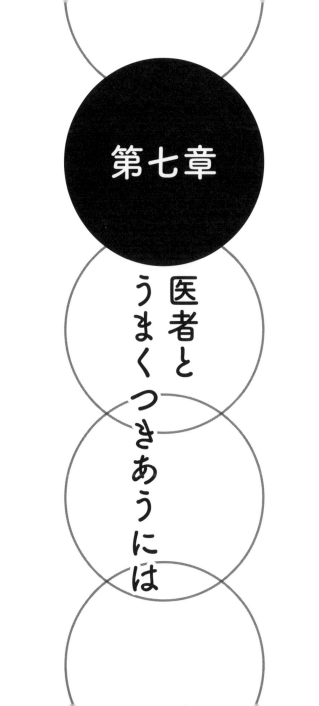

適応障害かもしれないと思ったら、まず、第二章を参考に、自己診断をしてみてください。その後に取るべき行動は、誰かに相談することです。同僚や上司はもちろん、産業医や保健スタッフ、人事担当者など、あなたの心の健康に責任を持っている立場の人なら、よりよいでしょう。そして、最終的には医療機関にかかりましょう。

この章では、医者が適応障害をどう考え、どう扱っているのか、何をしてくれるのかについて見ていきます。

○医者は適応障害をどう診断しているの？

心の病気の診断は、米国精神医学会による「精神疾患の分類と診断の手引き」（DSM－5）に則ってなされ、適応障害については次のようになっています。

A　はっきりと確認できるストレス因に反応して、そのストレス因の始まりから三ヶ月以内に情動面または行動面の症状が出現。

B　これらの症状や行動は臨床的に意味のあるもので、それは以下のうち一つまたは両方の証拠がある。

①症状の重症度や表現型に影響を与えうる外的文脈や文化的要因を考慮に入れても、そのストレス因に不釣り合いな程度や強度を持つ著しい苦痛。
②社会的、職業的、または、ほかの重要な領域における機能の重大な障害。

C　そのストレス関連障害はほかの精神疾患の基準を満たしていないし、すでに存在している精神疾患の単なる悪化でもない。

D　その症状は正常の死別反応を示すものではない。

E　そのストレス因、またはその結果がひとたび終結すると、症状がその後さらに六ヶ月以上持続することはない。

（出典：日本精神神経学会監修『ＤＳＭ－５　精神疾患の診断・統計マニュアル』医学書院）

診断には、ＡからＥをすべて満たさなければなりません。

これは一見、何の問題もなく、内容もわかりやすいように見えます。しかし、現実の臨床の現場では使いものにならないのです。

その理由は、まずＡの「ストレス因が出現した三ヶ月以内に症状が出現」です。ストレス耐性には個人差があり、人によっては六ヶ月後、一年後などに症状が出現してくることがあります。しかし、この診断ではそういう人は基準を満たさない、つまり、適応障害ではないということになってしまいます。

次にEの「ストレス因がなくなると、その後六ヶ月以上症状が続くことはない」です。適応障害と診断するには、ストレスがなくなってから六ヶ月以上症状が続かないことを確認する必要があります。つまり、この六ヶ月を経過するまでは診断が下せないということで、ストレスにさらされているただ中においては、適応障害とは診断できないのです。

DSM-5は、そもそも論文などの研究用に開発されたものなので、こういう矛盾が生じます。論文は、すべて事後のことについて書くので問題はありませんが、実際の医療の現場では、今まさに進行中の適応障害と向き合わなければならないので、無理が出てきます。

では、医者が実際にどう診断しているかというと、元来、元気に働いていた人が明らかなストレスにさらされ、心身の症状が出現し、両者の間に明確な因果関係が推測されれば、その時点で「ひとまず」適応障害と診断します。場合によっては、いくつかの心理テストを行ったり、身体疾患を否定するために、検査をすることもあります。

「ひとまず」と付け加えたのは、第一章でもふれたように、経過を見ていく中で、ストレス状況以外に症状の発症に関係する因子、例えばパーソナリティ障害、発達障害、ほかの精神病といったものが疑われたり、ストレスとは関係のない、脳の問題として抑うつや不安が発症していると考えられたりした場合には、診断名を変更しなければならないからです。すると、治療のやり方も変わってきます。あくまで経過を見ながら、その時々で判断していくのです。

このように、適応障害は医者の間でも若干扱いづらいものであるわけですが、次にその扱いづらさの事例を見ていきましょう

◯適応障害の治療に問題のあるケースとは　事例⑥

Ｆさんは四十歳の男性、ＩＴ系の企業に勤めるシステムエンジニアです。性格は生真面目、与えられた仕事をコツコツやるタイプです。

このＦさん、会社が合併してから急激に仕事が増え、組織の構成も変わり、人間関係も複雑になり、月に百時間近い残業をこなしていました。新しい人間関係もうまくいきません。

そういう状況が半年ほど続いたころのことです。物忘れがひどく、ミスが増え、頭に靄がかかったように考えがうまくまとまらなくなりました。頭痛や不眠も見られま

す。朝起きると憂うつな気持ちがして会社に行く気にならず、休みがちになり、ほどなく行くことができなくなってしまいました。

Ｆさんは、メンタルクリニックを受診しました。そこで適応障害と診断され、しばらく仕事を休むことをすすめられました。生真面目で責任感の強いＦさんは気が進みませんでしたが、産業医に相談しても同じ意見で、しぶしぶ休むことに同意したのです。主治医は一ヶ月休養の診断書を書いてくれ、抗うつ薬と睡眠剤を処方してくれました。

しかし、薬を飲むとふらつきが出てしまいます。眠りはよくなりましたが、昼間も眠くて仕方がありません。そのことを訴えても、主治医は「必要な薬だから」と薬を止めてくれません。

Ｆさんは、つらいながらも素直に聞き入れ、薬の服用を続けました。通院のたび、医者は「ゆっくり休んでください」といってくれましたが、「俺がいなくて大丈夫なのか」「のんびり休んでいていいのか」と思いながら、Ｆさんは悶々とした日々を送りました。そして、一ヶ月が経過し復職しましたが、状況は変わらず、すぐにまた出社できなくなってしまいました。

さて、この経過のどこが問題でしょうか。それは、次の二点です。

まず、薬です。適応障害は、外部要因がストレスとして必ず存在します。日々ストレスにさらされていることが心身の不調の原因で、そこから離れることが何よりも重要です。

そういう意味で、主治医はすぐに自宅安静の診断書を書いてくれているので間違っていませんが、Fさんの適応障害をうつ病と全く同等に考えてうつ病の薬を処方し、Fさんが副作用を訴えても聞き入れず、内服に固執してしまったことは大きな誤りでした。

適応障害では、ほかの精神疾患以上に、薬の使用に慎重でなければなりません。ほかの精神疾患では、往々にして薬が治療のメインになりますが、適応障害ではあくまで補助的です。自宅安静に入るだけで改善する例が多くあり、薬よりもセルフコントロールが重要です。

その認識がない医者は、適応障害の結果として出てくる抑うつをうつ病とだけ捉え、薬の投与を治療の主軸に据えようとします。あなたが病院を選ぶにあたり、ここは気をつけるべきポイントです。

問題の二つ目は、考え方の修正がなされていないという点です。

Ｆさんは、休んでいながら、「俺がいなくて大丈夫なのか」「のんびり休んでいていいのか」と思い詰め、同僚に電話やメールを頻繁にしていたのです。これでは心と身体の緊張が持続してしまい、改善するどころではありません。休むことを受け入れられていないのです。

これは性格によるところが大きく、Ｆさんを責めるには当たりません。なされるべきは、Ｆさんが自宅安静を受け入れられるよう、医者が心理的に介入していくことでした。しかし、Ｆさんの主治医は見守るばかりで、それを行っていません。

このように、適応障害の治療が適切でないと、改善が遅れるばかりか悪化してしまうことさえあるので注意が必要です。

○どんな医者に診てもらえばいいの？

適応障害の治療は、次の四つの要素から成り立っています。

①ストレス状況の軽減または回避
②症状の改善

③ストレス耐性の強化
④復職の支援

治療を一連の流れとして見れば、①と②が前半で、③と④が後半ということになります。

職場ストレスによって生じた心と身体の症状に対して、医者により①と②が行われます。自宅安静や薬物療法によってある程度改善した段階で③を行い、治療の最終段階として④を行います。③は主にカウンセラーが行い、④は職場の関与が大きくなります。

③と④における医者の役割は、カウンセラーや職場の医療スタッフと連携し、治療に携わる複数の職種の人たちが有機的に交わることができるようにすることです。

では、この一連の流れにおいて、どのような医者にかかればよいのでしょうか。

まず、医者により治療に差の出ることがあると知っておくべきでしょう。

日本は国民皆保険です。そのメリットは、日本全国どこの医療機関にかかっても、一定水準の医療を一様に受けられることです。しかし、これは、治療法の確立された疾患を扱うことの多い身体科（内科や外科）でいえることで、解明されていることの少ない心の問題を扱う精神科や心療内科では、少々事情が違ってきます。

心の病へのアプローチは、薬理学、心理学、電気生理学などさまざまです。さらに、一つのアプローチの中に多数の学派、技法があります。医者は、それを個人の興味に基づいて選択し研究し、治療の拠りどころとします。

例えば、精神薬理を研究した医者は薬で治そうとしますし、精神分析を学んだ医者はカウンセリングを多用します。つまり、精神科や心療内科では、医者のバックグラウンドによって治療に差が出てきます。そして、そのことが疾患による治療の得意不得意にもつながります。適応障害においても、医者により治療に違いが出てくる場合があるのです。

日本全国、どこの心療内科にかかっても一様に受けられる治療は、西洋薬による薬物療法ですが、それさえ医者によって考え方の違いがあります。

適応障害では、できるだけ使う薬の量と種類は少なくすべきで、薬を多用する医者はおすすめしません。まず、この点で、薬を信奉する医者は多剤を処方する傾向があり、配慮が足りません。また、常用量依存や減薬に対する考え方も医者により異なります。適応障害の治療では、最小限、短期間の薬の使用にとどめてくれる医者である必要があります。

また、適応障害では、漢方薬を使用することが多いのですが、漢方薬で治療してくれる医者は数が限られています。そのため、インターネットの「漢方のお医者さん探し」というサイトで全国の漢方医を検索するのがおすすめです。

診断書や診療情報提供書の発行はどこの医療機関でもしてくれますが、職場側との細かな調整、自宅安静の過ごし方などの指示をしてくれる医者がよりよいでしょう。

的確に対応してくれる医者を見分ける目安の一つとして、医者の肩書に心療内科専門医とあるかどうかが挙げられます。

心を診る医者のバックグラウンドには、精神科と心療内科があります。精神科は統合失調症や躁うつ病など、脳の病気として心の病を診るため、環境因子である「外部要因」への関心が自ずと薄くなります。一方、心療内科は心理・社会的なつながりの中で心の病を診ることから、職場ストレスという環境因子を重視して診てくれます。

「ストレス耐性の強化」には、心理学の素養が欠かせません。心理学にもたくさんの技法がありますかかろうとする医者がどの技法に長けているかは、医療機関のホームページで医者の経歴をチェックするとよいでしょう。ただし、医者に心理学の素養がなくても、臨床心理士や公認心理師のいる医療機関であれば問題ありません。

カウンセラーの選択も、事情は医者と似通っています。多様な流派があり、そのアプローチの違いは医者以上かもしれません。単にお話しするだけのもの、心理テストを多用するもの、グループで行うものなどです。

カウンセリングは、クライアントとカウンセラーの相性、抱えた問題の性質により適するものが違ってくるので一概にいえませんが、ストレス耐性の強化という点では、認知の歪みを修正する認知行動療法が比較的適しています。この分野に強いカウンセラーがよいでしょう。

「復職の支援」は、医者と職場との連携のほかに、職場復帰支援プログラムという形で行われます。かかろうとする医療機関にそれがなくても、ほかの専門機関と連携してくれることがあります。産業医の経験のある医者であれば、そのノウハウに長けているでしょう。

166〜167ページに挙げた①から④をすべて適切に行ってくれる医者というのは、残念ながらそう多くはいません。大切なことは、あなたの個別性を重視し、ともに考えてくれる医者であるかどうかです。あなたの個別性に真摯に向き合ってくれる医者であれば、もし、その医療機関に足りないところがあっても、外部機関と連携を取って補ってくれることでしょう。

大病院なら安心だろうと思われるかもしれませんが、必ずしもそんなことはありません。大病院の医者があなたに割ける時間は限られています。最新の検査機器こそありますが、あなたの個別性はさほど重視されないと考えたほうがよいでしょう。むしろ、個人のクリニックのほうが、きめの細かい治療をしてくれるということがよくあります。信頼関係を築きやすいのも小さい医療機関です。

以上の点から、あなたに最もふさわしい医者を探すようにしてください。幸い、現代は情報にあふれています。インターネットとつながってさえいれば、検索は容易です。良医に辿り着く糸口は、一昔前に比べれば格段にあるはずです。

○どんな治療が行われるの？――ストレス状況の軽減または回避

適応障害の患者さんを前にして、医者が最初に行うことは、**ストレス状況の軽減または回避**であり、その重要性を患者さんに理解してもらうことです。

患者さんの中には、どんなにつらい状況にあっても、強い責任感からストレスの回避をよしとしない方がいます。

よくあるのは、「私にしかできない仕事なので」「私は責任者だから」「周りのみんなに迷惑がかかる」といった訴えです。先ほどのFさんのようなタイプです。経済的な理由よりも、心情、思い込みに根差す訴えが多い傾向にあります。こういう方には、その考え方そのものが悪化要因になっていることを理解してもらわなければなりません。

「私にしかできない仕事」「私は責任者」というのは事実であり、心情でも思い込みでもないと思われるかもしれませんが、これらの訴えは、多分に思い込みです。その理由は、実際に軽減勤務や自宅安静に入った場合、結果的に別の人が引き継いでいる例がほぼ百パーセントだからです。患者さんの担当していた仕事が完全にストップしてしまったという例は、聞いたことがありません。

そもそも組織は継続的に機能していかなければならないので、誰かが欠けたら必然的に補充するものです。「君しかいないんだよ」と上司がいったとしても、いなくなればいなくなったで、何とかするのです。もちろん、ごく小さな組織では、そうもいかないことがあるでしょう。でも、そのように考えて、いったんは気持ちをリセットするほうが回復は早いのです。

ストレス回避の方法は、**人間関係の調整、軽減勤務、異動、自宅安静**です。その実現のために、医者は診療情報提供書や診断書を発行し、職場の産業医や保健スタッフと連携します。いじめ、セクハラ、パワハラといった感情のからむ問題に対しては、上司や担当部署が介入できるよう、産業医や保健スタッフと連携を取り調整します。長時間勤務など、仕事の質と量の問題に対しては、軽減勤務や異動を模索します。これも、産業医や保健スタッフとの連携になります。

ほかにも、現職に興味がない、家庭に問題があり疲労困憊しているなど、適応障害の理由はさまざまです。どういう手段が最適かは、あくまで個別性を重視しながら考えなければなりません。

職場のことだから医者は何もできないだろうと思われるかもしれませんが、そんなことはなく、状況を動かすことは可能なので、遠慮なく相談してください。

○薬の力をうまく借りる

適応障害において、薬はあくまで補助的です。しかし、ストレスを回避するだけで症状が改善すればいいのですが、そうでないことも多々あります。例えば、ストレスが強い、長期化している、患者さんの「内部要因」に問題があるなどです。そういうときは、慎重に薬を使って苦痛を和らげる必要があります。

では、適応障害では、どういう薬を使うのでしょうか。

まず、大きな分け方として、漢方薬と西洋薬があります。両者ともに必要な状況に適宜使いますが、より副作用が少なく、多剤併用になりにくい漢方薬を優先的に使うべきだと私は思います。

適応障害では、頭痛、めまい、倦怠、不眠、下痢、腹痛、吐き気、月経不順、落ち込み、不安、イライラ、と症状が多岐にわたります。これを西洋薬だけでまかなおうとすると、頭痛には鎮痛剤、下痢には止痢剤など、症状の数だけ薬が増えてしまいます。その点、漢方薬は一剤で複数の症状に対応しているので、内服する薬の量が少なくて済むのです。依存や離脱症状といった、危険な副作用も漢方薬にはありません。

東洋医学では、人は気・血・水のバランスの上に成り立っていると考えます。健康とは、これらが滞りなく循環し、それぞれがバランスよく身体の隅々にまで過不足なくめぐっている状態ととらえます。

一方、病気とは気・血・水の流れが滞ったり、身体の一箇所に集中したり、足りなかったり、流れが多すぎたり、少なすぎたりして、三者のバランスが崩れた状態です。適応障害の症状は、その結果として起きるのですが、漢方薬はこのバランスの崩れを正してくれます。

漢方薬だけで治療するのが理想ですが、西洋薬を併用すべきときもあります。それは症状が強く、可及的速やかにつらさを取り除く必要のあるときです。漢方薬は即効性がなく、また効き方がマイルドなので、そういう状況では効果を発揮してくれないのです。

適応障害に使われる主な西洋薬は、向精神薬を筆頭に胃薬、下剤、鎮痛薬、鎮暈薬《ちんうんやく》など、症状によりさまざまです。ここでは、向精神薬に注目してみます。

適応障害では、抗不安薬、睡眠剤、抗うつ薬がよく使われます。これらの薬にはたくさんの種類があり、使用するにあたっては、ほかの精神疾患と比べて注意が必要です。というのも、中には依存性のある薬があるからで、できるだけ使用期間を短くしなければなりません。

離脱が困難になる可能性のある薬は、ベンゾジアゼピン系の抗不安薬と睡眠剤、SSRIやSNRIなどの抗うつ薬です。まず、依存や離脱困難になりにくい、効果のマイルドな非ベンゾジアゼピン系の抗うつ薬から始め、症状が悪化するにつれて、切れ味のよいベンゾジアゼピン系や効果の強い抗うつ薬を考慮していくことになります。

176〜178ページに、よく使われる薬をまとめましたので、参考にしてください。

図 7-1 適応障害によく使われる漢方薬

方剤名	対応する症状	特徴
加味逍遙散	不安　イライラ　動悸　めまい	症状の変動しやすい女性 月経で悪化する
四逆散	抑うつ　胃腸障害　筋緊張	腹直筋の緊張や手足の冷えが目立つ
柴胡加竜骨牡蠣湯	抑うつ　不安　動悸　のぼせ 不眠　便秘	みぞおちから臍にかけて動悸がある
柴胡桂枝乾姜湯	疲れやすい　動悸　不安　不眠 倦怠	夢に関する訴えが多い
大柴胡湯	のぼせ　イライラ　ほてり　便秘	がっちりした体格の便秘がちの人に向く
黄連解毒湯	ほてり　すぐ怒る　目の充血	比較的即効性がある
抑肝散	イライラ　すぐ怒る　筋緊張	怒りの強い男性や高齢者に向く
抑肝散加陳皮半夏	イライラ　すぐ怒る　筋緊張 抑うつ　胃腸障害	抑うつが長引き胃腸障害がある
加味帰脾湯	悩み　食欲低下　胃もたれ　疲れやすい　不眠	やせ型でイライラしがち
香蘇散	軽い抑うつ　ちょっとしたことで落ち込む	神経質な性格の人に向く
半夏厚朴湯	咽がつまる　息苦しい　動悸 不眠	抑うつ全般によい

図 7-2 適応障害によく使われる睡眠剤（非ベンゾジアゼピン系）

商品名	一般名	特徴
ベルソムラ	スボレキサント	短時間作用型。依存が起こりにくい
ゾルピデム酒石酸塩	マイスリー	超短時間作用型。依存性、離脱症状はあるが軽い
エスゾピクロン	ルネスタ	超短時間作用型。依存性、離脱症状はあるが軽い。口が苦くなることがある

図 7-3 適応障害によく使われる抗不安薬

商品名	一般名	強さ	特徴
セディール	タンドスピロンクエン酸塩	弱	非ベンゾジアゼピン系 依存性がない
リーゼ	クロチアゼパム	弱	ベンゾジアゼピン系 耐性・依存性は少ない
セレナール	オキソゾラム	弱	ベンゾジアゼピン系 耐性・依存性は少ない
セルシン・ホリゾン	ジアゼパム	中	ベンゾジアゼピン系 耐性・依存性は少ない
ソラナックス	アルプラゾラム	中	ベンゾジアゼピン系、 即効性　耐性・依存性が強い
メイラックス	ロフラゼプ酸エチル	中	ベンゾジアゼピン系、 持続性　蓄積しやすい
ワイパックス	ロラゼパム	強	ベンゾジアゼピン系、 即効性　耐性・依存性が強い
レキソタン	ブロマゼパム	強	ベンゾジアゼピン系、 即効性　耐性・依存性が強い
デパス	エチゾラム	強	ベンゾジアゼピン系、 即効性　耐性・依存性が強い

図 7-4 適応障害によく使われる抗不安薬

商品名	一般名	特徴
ドグマチール	スルピリド	胃薬としても使われる。副作用は便秘、口渇、乳汁分泌など
デジレル・レスリン	トラゾドン塩酸塩	SARI(セロトニン遮断再取り込み阻害薬)熟眠作用あり
パキシル	パロキセチン塩酸塩	SSRI(選択的セロトニン再取り込み阻害薬)興奮・過活動あり
ジェイゾロフト	塩酸セルトラリン	SSRI(選択的セロトニン再取り込み阻害薬)効果がマイルド
デプロメール・ルボックス	フルボキサミンマレイン酸塩	SSRI(選択的セロトニン再取り込み阻害薬)パニック障害にも有効
レクサプロ	エスシタロプラムシュウ酸塩	SSRI(選択的セロトニン再取り込み阻害薬)パニック障害にも有効、副作用が少ない
サインバルタ	デュロキセチン塩酸塩	SNRI(セロトニン・ノルアドレナリン再取り込み阻害薬)意欲低下、疼痛にも有効
トレドミン	ミルナシプラン塩酸塩	SNRI(セロトニン・ノルアドレナリン再取り込み阻害薬)意欲低下に有効
イフェクサー	ベンラファキシン塩酸塩	SNRI(セロトニン・ノルアドレナリン再取り込み阻害薬)意欲低下に有効、作用が強い
レメロン・リフレックス	ミルタザピン	NaSSA(ノルアドレナリン作動性・特異的セロトニン作動性抗うつ薬)鎮静・催眠作用が強い

○薬は正しい使い方をすれば怖くない

患者さんに西洋薬の使用を提案したとき、よく聞かれるのが「癖になるのが怖いので飲みたくありません」というものです。どんなに症状が強くつらい状況であっても、「止められなくなるので」といって拒否されます。

薬物依存とは、一般的には、アルコールや覚せい剤のように乱用を繰り返すことで起きる現象を指します。しかし、向精神薬で起こる依存は乱用ではなく、医学的に認められた範囲の服用量で起きてくる常用量依存です。ベンゾジアゼピン系抗不安薬・睡眠剤で起こります。患者さんのいう依存とは、通常、この常用量依存を指します。

常用量依存においては、次の三つのことが起こり得ます。

一つ目は、薬で押さえられていた症状が出てくる再発・再燃、二つ目が、元の症状がより重症化して出てくる反跳性不安・不眠、そして三つ目は、服用前には見られなかった症状が加わる離脱症状（180ページ、図7－5参照）です。

独立行政法人医薬品医療機器総合機構の調べでは、こうした症状を起こす頻度の高い薬剤として、エチゾラム（デパス）、アルプラゾラム（ソラナックス、コンスタン）、トリアゾラム（ハルシオン）、ゾルピデム（マイスリー）、クロチアゼパム（リーゼ）、

図7-5 よく見られる離脱症状

精神症状	身体症状	知覚障害
不安や懸念 落ち着きのなさ、焦燥 記憶・集中力障害 抑うつ気分 イライラ感 不眠 離人感	食欲低下、体重減少 筋肉痛、痙攣、攣縮 悪心、嘔吐 振戦 心悸亢進 発汗 頭痛 めまい	知覚過敏（光、音） 身体動揺感 金属味

ロフラゼプ酸エチル（メイラックス）が挙げられます。

常用量依存を起こす最大の要因は、長期使用です。二週間を超えるとその頻度が高くなり、三～四ヶ月前後がその分岐点です。高容量、多剤併用があると、さらに危険度が高くなります。

よって、抗不安薬・睡眠剤は、常用量依存を起こしにくい薬剤を、できるだけ短い期間、可能なら二週間を超えない範囲で服用するのが理想です。事実、イギリスやフランスでは、そのような使われ方をしています。

しかし、現実にはなかなかそうはいきません。ストレスや症状の強さによって、数ヶ月にわたり使用せざるを得ないことがあります。大切なのは、たとえ数ヶ月間服用していても、時がくれば減らすのだという認識を、医者と患者の双方が最初から持つことです。そして、実際に減らすときには、少しずつ、時間をかけて、決して急な断薬をしないようにします。これさえ守られていれば、向精神薬は決して「怖いもの」ではありません。

常用量依存以外の問題としては、**偽性離脱症状と奇異反応**があります。

偽性離脱症状とは、抗不安薬を服用している患者さんが、もともと不安になりやすいため、薬が減量されたと思うだけで不安症状が悪化することです。

奇異反応とは、抗不安薬を服用することで、かえって不安や焦燥感が強くなることです。ストレス状況にあったり、もともと敵意や攻撃性が高い性格で起こりやすいといわれています。実際の臨床では、奇異反応はさほどではありませんが、偽性離脱症状は日常的に見受けられます。

抗うつ薬については、発売当初は「依存はない」とされていましたが、その後の研究で、急な中止で離脱症状が起こることがわかってきました。パキシルやイフェクサーのような、半減期の短い薬で起こりやすい傾向にあります。

抗うつ薬の離脱症状の大半は一～二週間程度で消失しますが、中には、減量、中止まで二年間あまりを要する例もあります。つまり、遷延化することがあるので注意が必要です。

常用量依存は確かに厄介なもので、患者さんが恐れるのは無理もありません。しかし、長期服用しない、急に止めない、減薬は段階的に行う、といったことを守っていれば避けることができます。薬を恐れるあまり服用を控えるのは、改善する機会をみすみす逃しているようなものなのです。正しく使えば決して怖くないと、認識しておきましょう。

○産業医とはどういう存在？

ここからは、職場内であなたをサポートしてくれる人たちを見ていきましょう。

従業員数が常時五十人以上の事業場においては、労働安全衛生法により、産業医の設置が義務づけられています。五十人未満の場合でも、努力義務として推奨されています。設置形態は嘱託（非常勤）で可能ですが、有害業務に従事している従業員が五百人以上、または、常時一千人以上の従業員数の事業場は専属でなければなりません。

非常勤の産業医は、通常は開業医や勤務医として働いています。従業員が五十人未満の事業場でも、産業医とのつながりが持てるよう、各都道府県には地域産業保健センターが設置されており、無料でサービスを受けることができます。

例えば、あなたが上長に心身の不調について相談したとき、上長は医務室の保健スタッフに相談し、必要があれば産業医との面談を設定します。もちろん、上長を通さず、直接面談に赴いても問題ありません。産業医は医学的な見地から問題点を抽出し、保健スタッフと部署にフィードバックし、仕事量の軽減、異動、自宅安静など、問題点が改善されるよう環境の調整を図ってくれます。

産業医によく見られる問題は、その独立性、中立性と専門性です。

本来、産業医は独立性と中立性が法によって規定されていて、事業者と従業員のどちらかに優位な立場を取ることは許されていません。

しかし、中には事業者寄りに立って考え、心身の不調の度合いを過小評価したり、暗に退職をすすめてくるような産業医もいます。そこは、産業医の意識、資質の問題であり、法の目の届かないところです。あなたの産業医がどのようなスタンスを取っているか、十分注視しておかなければなりません。

専門性の問題とは、心の問題に関わる産業医が、必ずしも精神科医や心療内科医ではなく、一般の内科や外科の医者である場合が多いということです。メンタルヘルスの専門家でなければ、適切な指導ができない可能性があります。

そういう場合は、事業場外の精神科や心療内科にかかり主治医を持ち、医者同士で情報を共有しながら事を運んでもらうようにしましょう。

○企業はこうやってメンタルヘルスケアを進めている

職場内であなたのメンタルヘルスを管理する体制は、厚生労働省「労働者の心の健康の保持増進のための指針」により「四つのケア」として推奨されています（図7－6参照）。

①セルフケア
②ラインによるケア
③事業場内産業保健スタッフ等によるケア
④事業場外資源によるケア

「セルフケア」は、適応障害にかからないようにするための従業員個人の心身のコントロールであり、不調をきたしたときの早めの気づきです。その具体的な方法について、第六章までで述べてきました。

「ラインによるケア」は、上長、部長、課長など、職場の管理監督者が部下のメンタルの不調にいち早く気づくことであり、不調を感じた部下自身が管理監督者に相談す

図7-6 推奨している取り組み

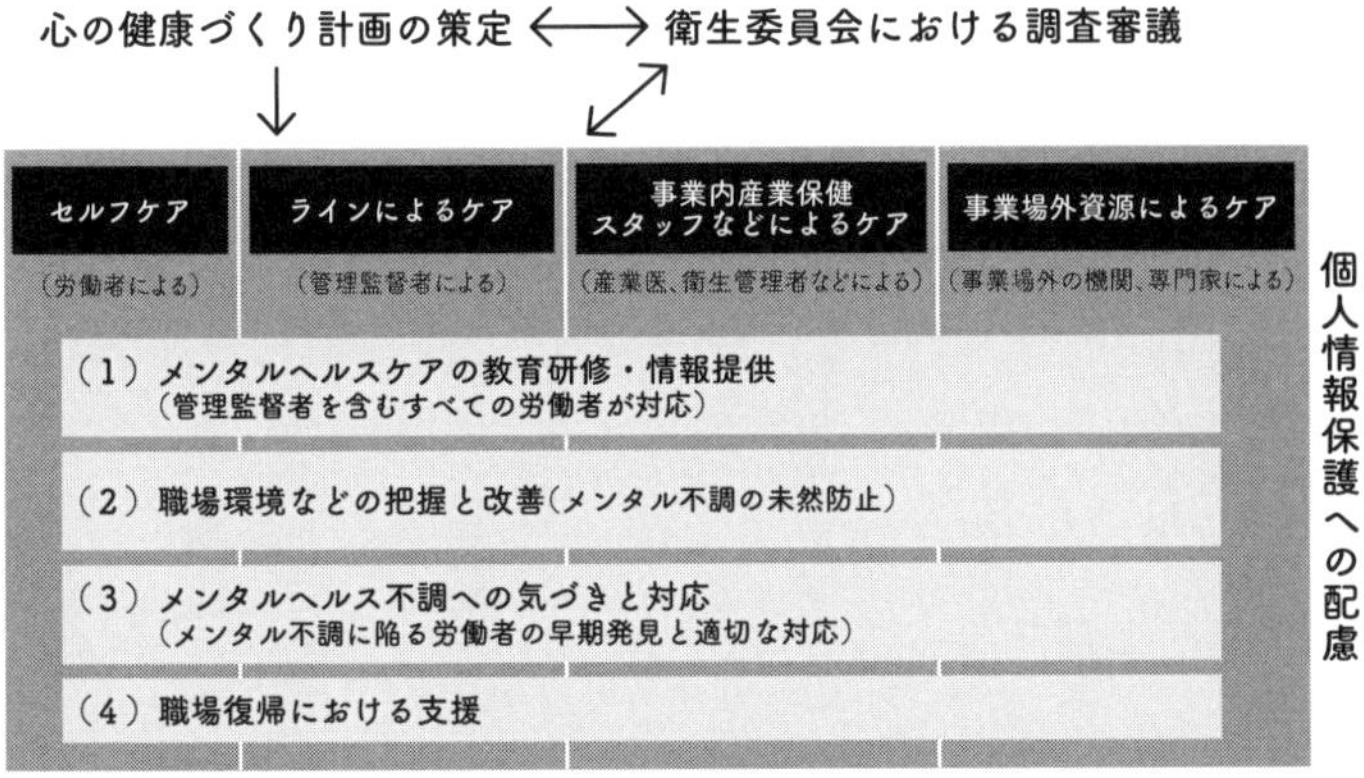

出典：厚生労働省「職場における心の健康づくり～労働者の心の健康の保持増進のための指針」

ることです。職場復帰への支援も含まれます。

しかし、医療者ではない管理監督者が部下の変化にいち早く気づくことは容易なことではないので、そのための指針として次の三項目が挙げられています。

(1)勤怠に関して
・遅刻、早退、欠勤が増える
・残業、休日出勤が不釣り合いに増える
・休みの連絡がない（無断欠勤）

(2)仕事に関して
・仕事の能率が悪くなる
・業務の結果がなかなか出てこない
・報告や相談、職場での会話がなく

なる（あるいは多弁になる）

・表情に活気がなく、動作にも元気がない　・ミスや事故が目立つ

・服装が乱れたり、衣服が不潔であったりする

(3)行動に関して

これらの項目は、特別な知識がなくてもわかる適応障害のサインと捉えることができるので、管理監督者だけではなく、従業員個々が自分自身に当てはめてみるといいでしょう。

「事業場内産業保健スタッフ」とは、あなたが職場でメンタルに不調をきたしたとき、あなたの心の問題をケアするという職責を担った職場内の人たちです。

「事業場外資源によるケア」は、専門の医療機関や心理の専門家が介入できるよう、その体制を作っておくことです。

主な事業場外資源としては、都道府県産業保健推進センター（メンタルヘルス対策支援センター）、健康保険組合、中央労働災害防止協会、労働者健康保持増進サービス機関、労働衛生コンサルタント、産業カウンセラー、臨床心理士、精神保健福祉士、地域の医師会などがあります。職場復帰支援プログラムも、これに当てはまります。

「四つのケア」の中で、適応障害の早期発見という意味において特に重要なのは「セルフケア」と「ラインによるケア」です。

本人に不調の気づきがない、あっても何らかの理由で上司に相談することができない、上司も部下の状態に無関心、などといったことがあると、「四つのケア」は最初の段階でつまずいてしまいます。放置されると、結果的に適応障害が悪化してしまいます。

このことを防ぐためにも、労働者、管理監督者双方が、常日頃から心身の問題への関心を高めておく必要があります。

○心の健康情報は法で守られている！

あなたの心の健康は「労働安全衛生法」という法律によって守られていますが、どうしても職場ごとに違いが出てしまいます。メンタルヘルスに関心の高い企業もあれば、従業員を奴隷のように扱うブラック企業もあります。

そんな現実にあって、心の健康情報がどう扱われるかは、みなさんにとって切実な関心事でしょう。心を病むということとその情報が、事業者によって恣意的に悪用されないかは常に懸念されるところです。

心の病を理由として職位に変更を加えることは、原則的にはできません。労働安全衛生法の中の「労働者に対する不利益な取扱いの防止」の項目に、次のようなことが「あってはならないこと」として記載されています。

①解雇すること
②期間を定めて雇用される者について契約の更新をしないこと
③退職勧奨を行うこと
④不当な動機・目的をもってなされたと判断されるような配置転換または職位（役職）の変更を命じること
⑤その他、労働契約法等の労働関係法令に違反する措置を講じること

もし、あなたが心の健康を理由に退職や異動を強制されるようなことがあれば、この法律を後ろ盾にして戦うことができます。そして、もし「心の問題を表明することが自分を不利な立場に追い込むのではないか」と心配して相談やストレスチェックを躊躇しているとしたら、そんな必要は全くありません。安心して相談し、検査を受け

てください。

常に法が後ろ盾にあるという意識を持つことで、あなた自身のメンタルヘルスケアを健全な方向に推進することができるはずです。

◯小規模事業場でのメンタルヘルスはどうなっているの？

メンタルヘルスケアのシステム作りが義務づけられているのは、従業員が五十人以上の事業場です。産業医や事業場内産業保健スタッフは、労働者が五十人未満の事業場では必須ではないため、メンタルヘルスケアがおろそかになりがちです。そこをカバーするために、労働者が五十人未満の事業場でも事業場内メンタルヘルス担当者を置くよう、厚生労働省は呼びかけています。

では、小規模事業場のメンタルヘルスケアの現状はどうなっているのでしょうか。

一般財団法人京都工場保健会の森口氏らが行った産業医学振興財団委託研究、「小規模零細事業場におけるメンタルヘルスの現状把握とメンタルヘルス対策の普及・啓発方法の開発」によると、健康診断や安全衛生の担当者のいない事業場が三割で、いる場合でも、企業規模が小さくなるほど経営層自身の担当する比率が高まりました。

その中で、メンタルヘルスの取り組みを行っていない企業にその理由を問うと、「人材が足りない」「必要性を感じない」「時間が足りない」が上位を占め、これも規模の小さい事業場ほど高い割合でした。メンタルヘルスの取り組みに支出できる金額については、回答記入のない企業が六割にのぼり、記入があった企業でも「〇円」が二十五パーセントを占めました。

これらのことは、小規模事業場では、そもそもメンタルヘルスケアに対する認識に乏しい上に、費やす費用も時間もないということを示しています。厳しい現実です。

小規模事業場の場合、メンタルヘルスケアを行うかどうかは経営者の裁量にかかっています。そこが大きな問題ですが、事業者がメンタルヘルスケア実施の表明をし、「四つのケア」を推進していくのであれば、地域産業保健センター等の事業場外資源の提供する支援を受けることができます。

地域産業保健センターは各都道府県にあり、産業医をはじめとする産業保健サービスを十分に提供することができない、従業員五十人未満の事業場に無料でサービスを提供します。その主な業務は、健康相談窓口、産業医との面談、医者や保健師による事業場の訪問、健康診断の結果に基づいた医学的指導、作業環境改善のアドバイスになります。

小規模事業場でのメンタルヘルスケアは、お世辞にも十分であるとはいえません。体調を崩しても、経営者の独断的裁量で休養させてもらえなかったりします。従来の日本型経営から成果主義へと変化していく中で、その傾向は強まっているともいえるかもしれません。そうなると、職場に助けを求めても埒が明かないということにもなります。その場合は、早めに医療機関を受診し、主治医を持ち、主治医を通して事業場と環境調整についてのやり取りをするようにしてください。

第八章

自宅安静の過ごし方

メンタルクリニックや心療内科を受診し、適応障害と診断されたとき、医者から自宅安静を指示されることがよくあります。適応障害の治療では、ストレス源を回避することが何よりも重要なので、それは正しい選択です。では、ただ単に職場から離れればそれで十分なのでしょうか。いいえ、そんなことはありません。

自宅安静には、過ごし方があるのです。ここでは、そのことについて見ていきましょう。

○ただ休めばいいというものではない

まず、短期間の自宅安静は意味がありません。ここでいう短期間とは、一ヶ月に満たない期間です。ごく一過性のストレスであればそれでも問題ないのですが、慢性的なストレスによって起きた適応障害では、一週間や二週間休んだところで何の解決にもならないのです。短い期間でも身体不調はある程度回復しますが、**ダメージを受けた心の回復には最低でも一ヶ月はかかります。**

また、細切れに休みを取るのもよくありません。例えば、一週間休んで、ちょっとよくなったからといって復職するといったパターンです。これは、一時的に改善したように見えても、すぐにまた悪くなることが多いのです。これを繰り返していくと、むしろ悪化し、最終的には入院ということにさえなってしまいます。

細切れに休む人の心理は、「忙しいのに、自分だけ休めない」といった休むことに対する罪悪感や、「この機械のことがわかるのは自分しかいないはずだ」といった仕事への過剰な責任感です。こういう人は、休みが重なるごとに、義務を果たせていないことへの劣等感を募らせ、自らを責め、自分で自分の首を絞めるように適応障害を悪化させていきます。

また、休む期間をはじめから限定するというのもよくありません。例えば、休みは一ヶ月しか取れないといったケースです。これは、一ヶ月後には復職しなければならないというゴールが必然的に設定されることになり、精神的な圧迫になります。十分な休養を取る前に復帰の期日が決められると、そこに近づくほどに不安や緊張が高まって、症状が悪化していきかねません。

では、どうするか。

まず、自宅安静は、**思い切って長期間休む**ことです。長期間とは、大まかにいって、**最低でも一ヶ月、理想的には三ヶ月**です。医者から出される診断書には、「一ヶ月の自宅安静を要する」などと書かれることが多いのですが、これは通常、更新が可能なので心配する必要はありません。一ヶ月目の状態によって、「引き続き一ヶ月の自宅安静を要する」といった内容の診断書を再度提出することになります。

なぜ長い期間休む必要があるかというと、理由は二つあります。

一つは、すでに述べた、疲弊した人の心身の状態が回復するのには、相当の時間がかかるということです。場合によっては、半年から一年以上も要します。

もう一つは、自宅安静をすることとの意味が、適応障害の回復と再発の予防であれば、この二つの課題を達成するには相応の時間がかかるということです。認知の修正や職場の環境調整は、一朝一夕にできるものではありません。

○自宅安静の三つのステップ 第一段階「ダラダラ期」

医者から適応障害と診断され自宅安静を指示されたものの、どう過ごしていいかわからないということがよく起こります。極端な例では、自宅安静というからには家から一歩も出てはならない、などと勘違いを起こします。もちろん、そんなことはありません。

自宅安静をどのように過ごすかは、「ダラダラ期」「活動期」「復職期」の三期に分けて考えます。それぞれの段階に、やるべきこと、考えるべきこと、また、やってはいけないことがあります。ここからは、各期ごとの過ごし方について述べていきます。

まず、各期の期間ですが、トータルで三ヶ月を理想としているので、それぞれ一ヶ月ずつかけるということになります。ただし、一ヶ月でなければならないという決まりはありません。それ以上でもかまいませんし、やむを得ず短い期間しか休むことのできない人は、一ヶ月以内とするのも、致し方ありません。

また、各期が均等である必要もありません。「ダラダラ期」が一ヶ月で、「活動期」が二ヶ月、「復職期」が三週間などでも問題ないのです。要するに、与えられた休みの期間を三つに区切り、それぞれに適切な過ごし方をして、安静期間を漫然と過ごさないことが大切になります。

第一段階の**「ダラダラ期」は、徹底的に何もしない時期**と考えてください。もっと正確にいうと、**何もしないということを積極的にする時期**です。

適応障害にかかるような生真面目、完璧主義の性格の人は、「自宅安静を要する」と書かれた診断書を職場に提出したからといって安心することができません。むしろ、「自分は怠けているのではないか」「みんな頑張っているのに、自分だけ休んで申し訳ない」などと自分を責めることが多いのです。実際に休みに入ったあともそう思い続け、職場に電話をかけてみたり、同僚にメールを打ってみたりします。

上司からのハラスメントをはじめとする人間関係の問題であれば、いわれたことを繰り返し思い返し、「なんであんなことをいわれなければならないんだ」と悔しがったり、「あのとき、こういえばよかった」と後悔したりします。それは、結局は職場のことを考えているということであり、総じていうなら、「身体は自宅。心は職場」状態なのです。

自宅安静に入ったからといって、機械のスイッチをオフにするみたいに人間の気持ちは切り替わりません。だから、休みに入っても悶々と過ごしてしまうのは無理もないことです。しかし、無理もないからこそ、ただ漫然と過ごしていると、いつまでもこの状態が続いてしまい、適応障害は回復しないのです。まず、意識的に気持ちを切り替えて、心も身体も職場から離れましょう。

気持ちを切り替えるために大切なことは、**仕事に対して無責任になる**ことです。簡単なようですが、社会人にとっては案外難しいことです。

仕事について考えたところで、何も変わりません。自分がいなくても、業務が滞ることもありません。だから、仕事に関するありとあらゆることから自分を断ち切って、無責任になってください。

たとえそういう努力をしていても、職場から仕事についての問い合わせが頻繁にあることがあります。すると、つい気持ちを職場に引き戻されてしまいます。自宅安静に入っても適応障害が改善しない理由は、こういう何気ない日常の中に存在する問題の積み重ねだったりするのです。

これを避けるために、思い切って、**職場に関するものをすべてシャットアウト**しましょう。電話、郵便物、メールなど、できるものすべてです。同僚や上司からの気遣いの連絡については、休む前に遠慮したい旨を伝えるようにしてください。ただし、二週間に一度程度の事務的な近況報告はかまいません。

○「ダラダラ期」にやるべきこと

「ダラダラ期」にやるべきことは、何もしないことです。日がな一日、ソファでごろごろしたり、テレビばかりぼんやりながめていても問題ありません。

大事なことは、そういう時間を過ごしていることに疑問や不安を抱かず、「これでいいのだ」と受け入れることです。寝たいときに寝て、起きたいときに起きて、やるべきことなど何もない状態で、音楽を聴きたければ聴いて、散歩に出たければ出て、おいしいものを食べてください。

日本人は真面目なので、この点が苦手です。「いい社会人が、こんなことをしていていいのか」とつい思いがちです。でも、これから先、ずっと怠け者として生きていけといっているわけではありません。

あくまで**「ダラダラ」する目的は、復帰するため**なのです。そのために、**社会的な存在としての自分をいったん解き放ち、一生物個体に立ち返ってください。**

パソコンでも、フリーズしたら一度電源を落としてリセットするでしょう。ガス欠になった自動車を空吹かしし続けると、電気系統がオーバーヒートして動かなくなってしまいます。そんなときはいったんエンジンを止め、熱を冷まし、その後にガソリンを補給するでしょう。それと同じです。

ここさえうまくいけば、自宅安静は半分以上成功したといってもいいくらいです。

○「ダラダラ期」にやってはいけないこと

まず、**復職のことを考えてはいけません。**

休みに入って早々、休んだことへの罪悪感に悶々としながら、「職場に戻れるのだろうか」「もう元の仕事はできないんじゃないだろうか」「どうやって戻ればいいんだろう」などと不安に駆られることがよくあります。冷静に考えることができない状況にあって、これは致し方のないことですが、この時期に復職について考えるのは、抑うつや不安を悪化させるきっかけになるので止めましょう。

いずれ考えなければならないことですが、それは「ダラダラ期」ではありません。それを考えるべきは、自宅安静の第三期、つまり「復職期」です。

転職について考えることも避けましょう。適応障害が改善し、冷静に物事を考えられるようになれば、転職以外の選択肢が見つかるかもしれません。感情に任せて退職してしまっては、あとで取り返しのつかないことにもなりかねないのです。

義務に駆られただけの無理な活動も、してはいけません。例えば、「運動して身体を動かさないといけないんじゃないか」とか、「気分転換のために人と交流しないといけないんじゃないか」といった考えで、周囲もそのようにいいがちです。あたかも運動や旅行に治療的な効果があるかのように思うゆえの発言ですが、それは間違っています。

自宅安静に入った直後というのは、それまでのストレスによって身も心も疲弊しています。そんな状態のときに、運動がいいからといって長い距離を走ったり、旅行が気分転換になるからといって、疲れた身体を引きずり電車やバスに揺られて心身が癒されるでしょうか。かえって、気力と体力を消耗してしまいます。

まずは「ダラダラ」して、気力と体力の回復を図ってください。本格的な運動や旅行は、第三期の「活動期」まで取っておきます。「ダラダラ期」においては、リラクゼーションや気分転換がメインの、無理のない活動の範囲にとどめておきます。

アルコールの多飲にも気をつけましょう。アルコールは睡眠のリズムを乱し、身体をむくませます。東洋医学的にいうと水毒を助長し、めまい、吐き気、咳、倦怠、下痢などを引き起こします。しかし、これも全くダメということではなく、晩酌のコップ一杯程度であればかまいません。

公園への散歩、仕事以外の友人との会話、家族との触れ合いなど、苦痛がなく、自身の心の癒しになるのなら問題ありません。

○「ダラダラ期」によってもたらされる心と身体の変化

「ダラダラ期」をどう過ごせばいいかを意識し実践していると、最初は悶々と罪悪感に駆られていた人でも、おおよそ一ヶ月も経つころにはその意味を理解し、「ダラダラ」できるようになります。

するとと、仕事のことが気にならなくなってきて、「考えても仕方がない、まあここは観念して休むか」と受け入れることができるようになります。そういう気持ちになれば、「ダラダラ期」の目的は、ほぼ達成されたといっていいでしょう。

「ダラダラ」できるようになったとき、まず感じることは、かつての自分がいかに無理をしていたかということです。睡眠時間を削り、食べ物もろくに摂らずに仕事に没頭したり、上司や同僚のストレスに長時間さらされることが、いかに我を失った行為であるかを知ることになります。

そういう気づきは、世間的な時間の流れから離れ、身体の欲求のまま、あるがままの生活をしてみないと、なかなか得られるものではありません。「ダラダラ」する生活によって、心と身体のリラックスを体感し、その心地よさ、楽さの中から、自らを仕事やストレスに縛りつけていたかつての生活の不自由さを実感するのです。

すると、長い間苦しめられていた頭痛、肩こり、めまい、動悸、便通異常など、自律神経の過緊張によりもたらされていた症状が改善してきます。東洋医学的にいえば、気・血・水の巡りがよくなるのです。

ここで注意していただきたいのは、**ちょっとばかり心身の状態が改善したからと**

いって、張り切って動きすぎないということです。

適応障害にかかりやすい性格の人は、少しの回復で何でもできるような気持ちになって、すぐに復職を考えたり、無理な運動をしたりするものです。この時期に無理をしても、気力と体力はまだ十分に補充されていないので、すぐにまたバテてしまいます。また、気持ちも落ち込んでしまいます。

「もう動けそう」と思っても、じっと我慢して「ダラダラ」を続けることが大切です。とにかく一ヶ月間を目処に、繰り返しますが、怠け者に徹するようにしてください。

そうやって過ごしていると、一ヶ月を過ぎたあたりから、だんだんと退屈になってきます。食欲も出てきた、便通も回復した、頭痛やめまいもよくなりつつある、だいぶ本も読めるようになってきた。そうすると、さすがに物足りなくなってきます。それと同時に、動きたいという欲求が、少しずつ自然に出てきます。

そうなったときが、次のステップ「活動期」に移る時期です。

○自宅安静の三つのステップ　第二段階「活動期」

「活動期」では、じっと動かず気力と体力を補充するという状態から一歩踏み出し、文字通り活動量を増やしていきます。「活動期」も一ヶ月ほど取れるとよいでしょう。

「活動期」にすべきことは、快を得る、筋力の回復、いかに再発させないかを考える、の三つです。

「ダラダラ期」を一ヶ月過ごすことで「すべき思考」から解放され、社会とのつながりを断ち切ることができました。社会的存在から自由な一生物個体に立ち返り、心身の緊張が解けリラックスし、さまざまな身体の変調も回復に向かい、ようやく気力と体力が溜まってきました。

「活動期」では、その溜まってきた気力と体力を使い、楽しみながら活動範囲を広げていきます。

まず注意したいのは、楽しむといっても、いきなり大がかりな海外旅行など、過活動になるようなことは控えます。身体は「ダラダラ期」に慣れきっていて、筋力も衰えていますので、活動量は徐々に増やすようにしてください。

「活動期」は活動をするわけですが、その際、最も重要なことが、快を得るということです。

快を得るとは、あなたにとって楽しいことです。難しいことではありません。趣味、運動、旅行、なんでもかまいません。それは、すでに述べた「別世界を演出する」

ということでもあります。仕事とは全く関係のない、純粋に自分が楽しむだけの非日常に身を置き、個人的な存在、かけがえのない存在としての自分をより確かに自覚できるようにします。そうやって得た、楽しさ、感動といったことが、社会復帰に向かうエネルギーになるのです。

注意すべきは、「活動期」だからといって、実利のあるような活動に走らないことです。適応障害にかかるような生真面目な性格の人は、「ダラダラ期」を過ごして少し元気になり、「そろそろ活動してください」とこちらがいうと、途端に資格を取るための勉強を始めたり、英語のスキルを高めようと英会話教室に通い始めたりします。そういう実利を得る行為は、目的に至るための努力をしなければならず、そこに楽しみや感動はあまりありません。

「活動期」にこれをやってしまうと、目的にとらわれすぎてしまい、つい追い立てられるように勉強したり、無理をしたりします。それでは仕事をしているのと何ら変わらなくなり、苦痛が先行してしまいます。

生産的な活動は、復職後でも間に合います。休んでいる間は、ひたすら楽しい、おもしろいというものに没頭してください。

○「活動期」にやるべきこと――感動を演出する

快を得るにもコツがあります。それは、**嘘でもいいから感動する、あえて大げさに感動してみる、感動を安売りする**、の三つです。

適応障害にかかり、心身ともに疲弊してしまうと、物事に感動するという感受性が衰えてしまいます。抑うつが進行すると、以前は興味を持てていたものに無関心になり、どんなに感動的な映画を見ても、その内容すら頭に入ってこなくなります。感動する心は物事に関心を向けるエネルギーであり、復帰に向けて、ぜひとも取り戻しておきたいものです。

衰えてしまった感動する心は、練習によってよみがえらせることができます。どうすればいいかというと、それは、人間は言葉に規定されているという事実の理解から始まります。

例えば、あなたが街を歩いていて、ふと空を見上げたときに虹を見つけて感動したとします。その際、あなたの脳内では、次の二段階のメカニズムが進行し、感動という認識を形成します。

視覚情報→感情中枢→認識→感動①
↓
言語中枢→再認識→感動②

つまり、虹という視覚情報が感情中枢の「きれい」という概念に直結し「きれい」という認識に至る①と、その認識によって「わあ、きれいだなあ」などと言語化が起こり、その言語を再度脳が認識して「きれい」という再認識に至る②があります。②が①を強化する形で、感動が大きくなっていきます。

心身が疲弊すると①の経路が働かなくなるので、必然的に②の経路も起こりません。

ここで重要なことは、①は自分でコントロールできませんが、言語中枢を介する②は意識的に動かすことができるということです。

つまり、①が働かず、虹を見ても何とも思わなくても、意識的に「わあ、虹だ、なんてきれいなんだ」と言語化していくうちに、やがてそこから②のメカニズムが働き始め、①の感動がよみがえってくるのです。

これが、「嘘でもいいから感動する」ということです。

「あえて大げさに感動してみる」「感動を安売りする」も、メカニズムは同じです。

電柱の根本、アスファルトの隙間に生えた雑草が花をつけているのを見つけたら、あえて足を止め、「わあ、きれいだなあ」とか「なんてけなげな」と心の中でつぶやいて感動してみてください。最初は、さしてそう思わなくても、繰り返していると、感受性が磨かれ、やがて本当に感動するようになります。

○「活動期」にやるべきこと——運動

「活動期」で重要なことの二つ目は、筋力を回復させることです。「ダラダラ期」で筋力が低下しているため、そのまま復職したとしても、通勤だけでヘトヘトになってしまいます。復職に向けて、しっかりと筋力をつけておかなければなりません。

「活動期」で行う運動は、ジョギングやウォーキングなどの有酸素運動です。

ウォーキングは、単に歩くだけでは効果的ではありません。「通勤で駅まで行くときに歩くようにしています」と多くの人がいいますが、これに次のひと工夫をいれるといいでしょう。

運動としての効果的なウォーキングは、まず踵《かかと》から着地します。十代、二十代のころは誰でも自然に踵歩行ですが、年齢とともに着地面はつま先方向へと移行し、六十代後半ともなると、ほとんどの人がつま先からヨチヨチ歩くというベタ足歩行になります。

「ダラダラ期」で活動量が減り、筋力が衰えると、これと似た現象が起こります。ふくらはぎの筋肉であるヒラメ筋や腓腹筋《ひふくきん》、インナーマッスルと呼ばれる腸腰筋の衰えによるもので、踵歩行を意識することで、これらの筋肉が強化されるのです。

ウォーキングの時間は、できれば二十分は続けてください。ウォーキングのような有酸素運動では、二十分を超えたあたりから脂肪の燃焼が始まり、筋力の強化が効率的にできるようになります。それ以下では、なかなか基礎代謝が上がりません。

ジョギングは定番の有酸素運動ですが、走り慣れていないと、ちょっと走っただけで動悸や息切れがします。また、ふくらはぎの筋肉痛になってしまうこともあり、自宅安静中ではなかなか長続きしません。しっかり習慣化させようとしたら、「ゆっくり走る」よりも「早めに歩く」ほうがいいでしょう。

また、縄跳びは、場所も取らずに手軽にできます。特に、便秘や下痢など、おなかの調子の悪い方にはおすすめです。下半身を踏ん張っての上下の動きが消化器系の刺激になり、腸の動きを正常化してくれます。

水中ウォーキングは、プールに行くという手間がかかりますが、とても効果的です。水中を歩くと当然ながら水の抵抗があり、これに逆らって進むことで、筋力の強化につながります。水の中を進むというのは案外バランスが崩れますので、平衡感覚を鍛えることにもなり、加えて足先にいくほど水圧がかかることから、下半身に溜まった血液や水分を上半身に押し上げてくれます。

そういう意味では、プールでは泳ぐより歩くほうがいいといえます。

○スローエクササイズで筋肉を増やす

加齢による筋肉量の減少は、三十代に入ったころから始まり、女性よりも男性で、上半身よりも下半身でより顕著に現れます。四十代後半になると、二十代の頃に比べ十パーセントも減ってしまいます。

これは、日常生活の中ではなかなか意識されないことですが、二十代のころと同じ感覚でいきなり階段を駆けあがったりすると、てきめんにわかります。

筋肉量の維持には、スローエクササイズがおすすめです。

スローエクササイズは、ジョギングなどの有酸素運動と似ているように聞こえますが、全く別のものです。有酸素運動は酸素を取り入れながら、一定の時間、多くは二十分以上を要して行います。主に、赤筋を使うエクササイズです。赤筋とは、遅筋線維ともいわれ、毛細血管に富み、持久力にあずかる筋肉です。一方、無酸素運動では、速筋線維といわれる白筋が主に鍛えられます。

スローエクササイズは、無酸素運動に属するようなエクササイズを、ゆっくり時間をかけて行うことで、主に白筋を鍛えて筋肉量を増やします。例えば、腕立て伏せや腹筋運動、スクワットなどをゆっくりするといった運動です。

そうすることで、本来なら無酸素運動で誘発される脳からの成長ホルモンの分泌が促され、これが白筋を増やしてくれます。赤筋、白筋ともに増やすことで、復職後の踏ん張り、持久力がつくようになります。

○「活動期」にやるべきこと――いかに再発させないかを考える

「活動期」でさらに大切なことは、復職後、いかに再発させないか、その対策を取ることです。

まず、考えるべきは、適応障害の発症した原因の精査です。外部環境、すなわち**降**

りかかってきたストレスそのものが問題だったのか、自分自身のストレスへの対処の仕方に問題があったのかを見極めます。

外部環境の問題は、それが職場にある場合、往々にして仕事の質や量、人間関係です。環境要因の問題は当事者との接触が必要なので、社会とのつながりを断っている「活動期」には手をつけるべきではありません。そこは、次の「復職期」に回します。「活動期」に考えるべきは、自身のストレスへの対処の仕方に問題がなかったかということです。多くの場合、執着性格やタイプAなど、性格に付随した行動パターンの修正となります。

具体的には、何でもきちんとこなさないと気が済まない、ささいなことをネガティブ思考に結びつけてしまう、物事のネガティブな面に目が向き、無意識のうちにポジティブな面から目を背けている、などといった心性の修正です（第三章参照）。

食生活に偏りはなかったか、運動不足ではなかったか、タバコを吸いすぎていなかったか、睡眠時間は足りていたかなど、生活習慣上の問題を修正することも重要です。一人ではなかなか修正できないようなら、医者や臨床心理士など、専門家の指導のもとに修正をはかるのもいいでしょう。

○自宅安静の三つのステップ 第三段階「復職期」

「活動期」の一ヶ月の間、適度に運動をし、また自分なりの楽しみも味わい、身体と心がリラックスしてゆとりが出てくると、やがてそれにも飽きてきて、働きたくなってきます。そうすると、自宅安静の最終段階である「復職期」に入ります。

「復職期」に入るにあたってまず重要なことは、あくまで「働きたい」という欲求があるかどうかです。「さすがにそろそろ働かないといけないんじゃないか」とか「会社から早く復職するよう促されている」といった義務感に追われてでは、好ましくありません。

「復職期」において、まずすべきことは、生活リズムを職場のリズムに戻すことです。「ダラダラ期」から「活動期」にかけては、自分の時間に沿って過ごしています。宵っ張りの朝寝坊になったり、極端に早朝に起きて活動していたりします。

いずれにしろ、人間の体内時計は二十四時間ではないので、人によって睡眠相が違ってくるのです。これを社会の時間、つまり、仕事の時間に徐々に合わせていかなければなりません。ただし、急な変更は控えます。

例えば、明け方に寝て昼すぎに起きていたのを、いきなり午後十一時や午前〇時に寝て、午前六時や七時に起きられるようにはできません。早く寝ようとしても、寝なければ、という焦りばかりが募って、かえって不眠になってしまいます。

そういう場合は、早く寝ようと意識しないで、就寝の時間はそのままに、起床時間を三十分ずつ早めていきます。一日ごとに早めてもいいし、数日かけて慣らしていってもかまいません。

というのも、人間は眠りに入るということを、なかなか意識的にできるものではないからです。眠くなる時間は、起床する時間に規定されているということもあります。

睡眠は、脳内のメラトニンの分泌が大きな影響を及ぼしており、起床後、明るさを脳が認識した時点から約十五時間後にメラトニンが分泌され眠くなります。つまり、起床時間を少しずつ前倒しにしていくということでしか、睡眠のリズムを効率的に改善させることはできないのです。

仕事の時間に起きることができるようになったら、出勤練習をしてみましょう。何の準備もなく、朝の満員電車に揺られるのは苦痛ですし、体力的にもついていくことができません。

まずは、出勤の時間に家を出て通勤電車に乗り、職場の近くまで行って、そのまま帰ってくるようにしてください。行ってみて、気持ちの変化があるかどうかを見極めます。職場に近づくにつれて、不安や恐怖が増してきたり、電車に乗れないということがもしあれば、まだ復職の時期ではないということです。

よく医者からいわれるのが、出勤のシミュレーションとして図書館に行き、就業時間に合わせて少しずつ滞在時間を延ばしましょうというものです。

図書館に行くことも、少しずつ図書館にいる時間を延ばすことも、問題ありません。しかし延ばした結果、六時間も八時間も図書館で毎日を過ごすというのは現実的ではありません。図書館は一、二時間も滞在できればそれでよしとし、あとは運動をして筋力を強化したり、人と会いコミュニケーションを交わす時間を作るなどして、苦痛なく社会への再適応を図るようにします。

◯「復職期」にやるべきこと
——適応障害に至った外部環境要因を調整する

適応障害に至ったきっかけが、職場での過剰な負荷や人間関係の問題であり、復職してもそのまま状況に変化がない場合、再発するのは目に見えています。元の場所に戻らざるを得ない状況では、復職の日が近づくにつれて、再び悪化することも少なくありません。

職場環境の調整には、職場側の担当者との折衝が欠かせません。組織というものは、決定するのに何かと時間のかかるものです。できるだけ自分に有利な状況にするためには、じっくりと話し合う必要があります。「復職期」は、そのための一ヶ月でもあります。

具体的な調整の形は、時短勤務、異動、転職などです。人間関係に問題のある場合は、当事者と直接やり取りをするのではなく、上長や人事担当者、カウンセラーなど、誰か第三者に間に入ってもらい調整します。

時短勤務は、適応障害に至ったきっかけが何であれ、必ず行ってほしい調整です。これまでの「ダラダラ期」「活動期」では、自分のペースで生活をしています。復職したからといって、職場のペースにすぐに合わせられるというものではありません。

個々の職場で事情は異なりますが、まず四時間程度の軽作業から始め、二週間から一ヶ月の経過を見ながら六時間に延ばし、二〜三ヶ月かけてフルタイムへ延ばしていくのがよいでしょう。

フルタイムとなっても、残業や出張は不可とするのが一般的です。職場によっては、フレックスタイム制度やコアタイム勤務がありますので、それぞれの事情に応じて利用するようにしましょう。

異動は、元の部署に軽減勤務の余地がないとか、そこで受けた精神的負荷がトラウマとなっている場合には効果的です。異動とまではいかなくても、特定の人物との人間関係が悪い場合は、その人となるべく接点を持たなくて済むような席の配置にするとか、仕事の担当を変えるなどの調整を行ってもらいます。

転職は、あまりにストレスが大きいため、会社自体に嫌悪感を持ってしまった場合や、その組織に属していることに生きがいや意味を見出せなくなった場合に考えるようにしましょう。

ただし、転職は大きな決断なので、辞めたときにどうやって生活をしていくのか、家族など周囲の人々にどのような影響が及ぶのかなど、時間をかけて検討すべきなのはいうまでもありません。一刻も早く会社から離れたいあまりに性急に辞めてしまって、あとから途方に暮れるというケースも決して珍しくはないのです。

職場の環境調整を行うにあたって、大きな役割を果たすのが産業医です。病院やクリニックの主治医は、アドバイスはできても、職場側の事情を細かく知っているわけではありません。主治医のアドバイスを基に、産業医が復職後の具体的な勤務スケジュールの作成に携わります。

○復職前にふくらむ不安

自宅安静により適応障害が改善しても、復職が近づくにつれて不安にとらわれます。例えば、「みんなに変な目で見られるんじゃないか」「みんなと同じように、自分はちゃんと仕事ができるのだろうか」「また悪くなるんじゃないだろうか」という不安です。

この不安は、無理もないことです。しかし、あまりにそこにとらわれてしまうと、再発、悪化にもつながりかねないので抑えなければなりません。

まず、職場に戻るにあたって、多くの同僚や上司が自分に注目していると思うのは自意識過剰であると考えてください。自分が思うほど、人は自分に関心を払ってはいないものです。多少の気遣いや好奇心はあるにしろ、一挙手一投足にまで注意を向けてじっと監視しているなどということはありません。

こういう不安を抱いていると、「復帰前でこんなに不安なんだから、復職したらもっと不安がふくらむのではないか」と恐れ、さらに不安をふくらませかねません。

しかし、往々にして、**復職直前の不安が最大**です。復職してしまえば、「意外と周囲は普通に迎えてくれた」となることが多いのです。これは、すでに述べた「どうしよう思考」と同じで、先が見えないブラックボックス効果によるものです。

それを防ぐには、まず、復職前とはこんなものであると認識することです。そして、「どうしよう思考」の対処と同様、「こうなったらこうしよう」という客観的な思考、「こうしよう思考」に切り替えましょう。

また、自らのハードルを上げないことも大切です。復職直後は、周囲の同僚のように仕事ができるはずがありません。元気なころの自分をイメージしがちですが、あくまで病後なので、できなくて当然という意識で復職に臨んでください。

○職場復帰支援プログラムはどう利用するか

職場復帰支援プログラムとは、都道府県や病院の精神科、民間の組織が行っている、適応障害やうつ病で長期療養となった人が、復職の準備として受ける支援プログラムです。リワークプログラムなどと呼んだりもします。

どのようなことをするかは施設によりさまざまで、一定の傾向はありません。心理教育やカウンセリング、リラクゼーション、仕事を想定したパソコン作業などが多くの場合含まれます。心の問題が市民権を得、職場のメンタルヘルスケアが浸透した現在、世の中にはたくさんの施設があります。

では、それが復職にあたり絶対に必要かというと、必ずしもそうではありません。一番の理由は、どんなに精密に作られた職場復帰支援プログラムであっても、職場環境、職場ストレスを再現することはできないからです。そこが最も再発に関与する部分なのに、職場復帰支援プログラムでカバーすることはできません。

しかし、全く不要かというと、そんなこともありません。

職場復帰支援プログラムを利用することのメリットは、仕事時間の生活リズムを取り戻す、軽作業により仕事の勘を取り戻すきっかけとする、心理教育を受けられる、ほかの休職者とコミュニケーションを取ることができるなどです。こうしたメリットに魅力を感じるのであれば、受けてもかまいません。

しかし、本格的な復職支援は、実際に職場に戻り、短時間勤務をこなしていくことでしか達成されないことを知っておいてください。

第九章

復職者としていかに振る舞うか

復職者というのは、微妙な立場に置かれます。自宅安静が解除されたという意味では健常者により近くなっていますが、かといって、周囲の同僚たちと同じように仕事ができるわけではありません。周囲からは健常者とみなされ、無理な量の仕事や責任を押しつけられたり、逆に、腫れ物に触るように扱われたりします。それに本人も振り回され、自分を見失ってしまうことがあります。

復職者とその周囲は、復職者というものが特別な位置にいることを理解し、できることとできないことを認識しておかなければなりません。

この章では、本書の締めくくりとして、復職者から完全復帰に至るにはどうすればいいかについて説明していきます。

○復職者の位置づけ

まず、知っておいていただきたいことは、「復職＝適応障害の治癒」ではないということです。厚生労働省による「心の健康問題により休業した労働者の職場復帰支援の手引き」によると、職場復帰支援の流れは次の五つのステップから成っています（一部改変）。

第一ステップ：病気休業の開始および休業中のケアなど
病気休暇届け、自宅安静の診断書の提出
第二ステップ：主治医による職場復帰可能の診断
産業医面談、職場復帰可の診断書の提出、リワークプログラムの受講
第三ステップ：職場復帰可否の判断、復帰支援プランの作成
上司、人事、主治医による評価
第四ステップ：最終的な職場復帰の決定
就業上の配慮等に関する意見書の作成、事業者による最終決定
第五ステップ：復職後のフォローアップ
再発や新たな問題の発生の確認、勤務状況の評価、治療状況の確認

この中で、復職者は第四～五ステップに位置づけられます。

つまり、いまだ人事や産業医、主治医の管理下にある状態です。事業者側は、復職者が業務を遂行できるのかをまだ確認できていません。気力や体力が仕事のペースについていくことができないのは明白なので、基本的には軽減勤務を課します。

復職者が職場に臨むにあたってまず意識するべきことは、復職前のパフォーマンスを発揮することではなく、軽減勤務を確実にこなし、仕事モードの自分を徐々に取り戻すことなのです。

○就業措置の目的とは

就業措置の期間全体にわたっていえることとして、まず、そもそも就業措置をする目的とは何かということを確認しておきましょう。重要なものから順に並べます。

①定時の出社と退社
②仕事中心の生活リズムへの順化
③職場環境への慣れ
④体力と気力の強化
⑤人間関係の再構築
⑥仕事のスキルの再学習

ここで重要なことは、仕事の成果は一切求められていないということです。責任もありません。出社して帰宅するという決められた時間枠の中で、心と身体を職場に馴らしていくという作業に徹します。大病を患ったあと、一定の期間、病院にリハビリテーションに通うのと同じことです。

職場に行くと、どうしても以前の感覚がよみがえり、また、周囲の目も気になり、業務のノルマや責任にとらわれてしまいます。

復職者は、就業措置の目的をよく理解し、いまだ医療の管理下にあるのだという自覚を持って、職責のことは考えないようにすることが大切です。一言でいえば**「割り切る」**ことです。

これがしっかりできれば、再発の可能性は低くなります。割り切りながら、以下に掲げる五つをセルフモニタリングしてください。

(1)心身の不調の兆候がないか
(2)新たな問題が発生していないか
(3)与えられた軽減勤務が無理なくこなせているか
(4)人事、保健スタッフ、産業医、主治医に定期的な報告ができているか

(5)上長とコミュニケーションが取れているか

保健スタッフ、産業医、主治医も、このことをよく理解し、復職者が復職者という立ち位置から逸脱しないようにサポートしていく必要があります。しかし、中には就業措置の目的をよく理解していない例もあります。

企業側は、メンタルヘルスケアの情報を常にアップデートし、復職者をミスリードしてしまわないよう細心の注意を払うべきです。

○復職に立ちはだかる三つの壁① 長欠感情の壁

二〇一七年、順天堂大学の横山和仁教授を代表とする厚生労働省の研究班のまとめによると、国全体で、復職後一年以内の休職の再取得率が二十八・三パーセントと高く、二年以内だと三十七・七パーセントとさらに高くなります。つまり、**適応障害は再発率が高い**のです。

その理由は、軽減勤務が適切に行われていない、過剰な業務負荷を負わされる、周囲の無理解といった外部要因もありますが、それ以上に**復職者の心理的な要因（内部**

要因）が大きいと知っておくべきです。復職間もない人が直面する心理的な壁として、次の三つが挙げられます。

①長欠感情の壁
②職場滞在の壁
③パフォーマンス回復の壁

長欠感情の壁は、職場から長期間離れていたことによる不安で、業務そのものよりも、上司や同僚など、人に対して抱かれます。

長欠感情には、三つあります。まず、「周りは頑張っているのに自分だけできない」といった**劣等感**、「誰も声をかけてくれない」「腫れ物に触るように扱われている」といった**孤立感**、「力になっていなくて申し訳ない」といった**罪悪感**です。

これらは、特に復職後一週間ほどの期間に意識されることが多く、周囲からのフォローやケアがないまま強く意識されてしまうと、復帰後早々の再発につながります。

これらの感情は、復職前に抱いたブラックボックス効果による不安の延長ともいえます。克服するには、**自分が復職者という特殊状況にあることを認識し、周囲と同じ**

ようにできなくて当然、力になれていなくて当然、周りが気を遣って当然、と割り切るようにしましょう。

「できなくて当然」と開き直ると周囲が困惑してしまうということもありますが、壁を乗り越えるためには必要なことです。

そのために必要なのが、ともあれ出勤して帰宅するということを義務的に続ける「瞬発力」です。瞬発力を発揮し、復職後の最初の一週間を乗り切れば、これらの不安は徐々に解消されていきます。周囲に迷惑をかけてしまうことへの穴埋めは、それからでも十分なのです。

○復職に立ちはだかる三つの壁② 職場滞在の壁

職場復帰後は、通常、一定期間の軽減勤務となり、この間は仕事の量も少なく、大きな責任を伴うこともありません。それは職場側の配慮であり、必要なものなのですが、必然的に業務が薄くなり、忙しく働いている周囲との差を、復職者はいやでも感じさせられます。

結果、時間を持てあますことになり、周りを見渡しては、「自分は貢献できていない」「存在価値がない」「不甲斐ない」などとネガティブな感情にさいなまれます。これが、職場滞在の壁です。

これは、ある程度致し方ない感情の揺らぎですが、長期化すると抑うつに発展してしまいます。だから、放置していてはいけません。

職場滞在の壁を打ち破る鍵は、**「上長からの声かけ」「周囲と比較しない」「軽減勤務の期間をじっくり耐える忍耐力」**という三点です。

上長は、復職者が特殊な心理状況にあることをよく理解し、頻繁に声をかけ、焦らずじっくり職場に適応していけばよいというメッセージを伝えます。同僚の中には、復職者についての説明を聞かされていないことから理解できていない人もいます。そういう人は、心ない言葉をかけてきたり、過剰な業務を強いたりすることもあります。そういったストレスから、復職者を守る必要があります。

周囲との比較は、厄介な問題です。今まで休んでいたのだから、周囲と比べてパフォーマンスが悪いのは当たり前なのに、そのことには思いが至らず、ひたすら現場での居心地の悪さにとらわれて自分を見失ってしまいます。自信をなくし、ネガティブ思考の坂道を自ら転げ落ち、適応障害の再発につながることがよくあります。

これを防ぐために、**「自分は特殊な状況にある」「周囲とは事情が違う」「自分のペー**

スでやればよい」と、できるだけ客観的に自分を見るようにします。戦力になっていないことへの謙虚さが必要なのはもちろんですが、過剰に主観的に自分を貶める思考に陥ると、再発の確率が高くなります。

「長欠感情の壁」を打ち破るのに必要なのは「瞬発力」でしたが、数週間から数ヶ月続く軽減勤務の「職場滞在の壁」を乗り越えるためには「持久力」が必要です。

そのためにも、睡眠をよく取り、胃腸の調子を整えて、規則正しい生活で体内リズムが乱れないようにしましょう。そして、上長からのフォローを頼りにし、周囲と比較しないという気持ちを強く持って、日々の仕事に臨むようにしてください。

○復職に立ちはだかる三つの壁③　パフォーマンス回復の壁

この壁は、長欠感情の壁と職場滞在の壁を突破したあと、最後にぶち当たる壁です。周囲は徐々に復職者を戦力と考えるようになり、仕事は増え、責任も増していきます。本人も次第にその気になってきます。

しかし、このとき周囲の評価と復職者の心理との間には、微妙なずれが生じます。

つまり、周りからは以前と同じパフォーマンスを回復したように見えていても、復職者の内心では、長く休んでいた負い目から無理をしていたり、頑張ってはいるけれど本来の力が出し切れていないと感じていることがよくあります。この「ずれ」があると、業務負荷がさらに大きくなったり、突発的な問題が生じたときに対処できず、容易に心身の不調を再発させてしまうのです。

この壁は、上長や同僚を含めた職場全体と復職者本人の双方が作っている壁です。これを乗り越えるには、第三者による監視と助言が必要になります。つまり、職場の保健スタッフ、産業医、主治医です。そのため、一～二週間に一度の保健スタッフや産業医との面談、二週間に一度程度の主治医の定期受診を欠かさないようにします。

勤務時間が延長され、徐々に仕事の負荷が大きくなってくると、次第にストレスが重なり、気がつけば適応障害に陥ったときと同じ思考のサイクルを繰り返しているということがよくあります。このプロセス、悩み、葛藤は、遠慮なく主治医に報告してください。

適応障害にかかる前と今とで決定的に違うのは、心の専門家がそばにいるということです。抱えている悩みや葛藤を現在進行形の課題として主治医に報告し、今日どうすればいいか、明日どうすればいいかをともに考えてください。場合によっては、カウンセラーの介入も効果的でしょう。決して一人で抱え込まないようにしてください。

もし、仕事の負荷に無理があると感じたら、保健スタッフ、産業医、主治医との連携を密にし、現状の負荷が適切かを判断してもらいましょう。場合によっては、勤務時間の延長を先延ばしにしたり、負荷の量を調整したりしてもらってください。

ありがちなこととして、勤務時間が延びるにつれて、仕事量がなし崩し的に増えてしまうということがあります。これはよくありません。よりストレスなくパフォーマンスを回復させていくためには、勤務時間が延びたとしても、仕事量はできるだけ変えないことが重要です。

○周囲が気をつけるべきこと

復職者がいくら就業措置の目的を理解し実践しても、周囲が過剰な負荷を強いたり、心ない言葉をかけてしまっては元も子もありません。復職者を抱えた上長は、保健スタッフ、産業医と密に連絡を取り、復職者が余計なストレスを抱えないよう、ほかの部下を統率していく必要があります。

再発につながりかねない周囲の誤った対応として、暇そうだと見て業務を振る、ハードルの高い責任を伴う業務を与える、飲み会に強引に誘う、腫れ物に触るように接するなどがあります。

　また、不用意な言葉がけの例としては、「さぼっているようにしか見えない」「周りはみんな忙しいんだよ」「もっと頑張らないと」「給料泥棒だよ」「社会人としての自覚が足りないんだよ」など、挙げたらきりがありません。これらは、何気なく発せられている言葉であっても、復職者にとっては鋭利な刃物と一緒で、大きなダメージとなります。

　これを避けるために周囲の人が気をつけるべきことは、まず、**復職者の特殊性を理解すること**です。復職者は、外見上は健常者と同じです。だから、軽減勤務により一人だけ定時前に帰宅したりすると、どうしても周囲からは浮いて見えてしまいます。一人だけ楽をしているなどと思われます。

　しかし、それは必要な処置であり、「就業措置の目的とは」（226ページ参照）で述べた特殊な状況にあるということを周囲は理解すべきです。そのための役割は上長、保健スタッフ、産業医が担います。

　次に、**特別扱いにならないようにします**。メンタルヘルスケアの浸透してきた昨今にあっては、周囲が過剰に心配するということも起きてきます。「大丈夫ですか？無理しないでください」と声をかけるのはいいのですが、それが過剰になるとかえって負担になります。中には、周囲がどう接していいかわからず、恐る恐る遠巻きに見るだけということも起こります。それは、復職者に孤独を強いることになります。

普通に接すべきところは接しながら、重要なのは、**「あなたは私たちの大切な仲間です。会社にとっての貴重な戦力です」というメッセージを伝えること**です。

これは、主に上長の役目になります。例で示したような、不用意な言葉がけを慎むことも重要です。

そのためには、復職者が休むに至った経緯を知り、人は誰でも心を病むことがあるのだということに理解を示し、従業員個々が自分の価値観だけで考えないようにします。現状では、復職者についての情報が周知されないため、周囲が困惑するというケースが非常に多くあります。

通院への配慮も大切な要素です。復職者は、復職したといっても医療の管理下にあるので、定期的に受診しなければなりません。診療時間の兼ね合いから、業務途中で早退せざるを得ないこともあるでしょう。そこには注文をつけたりせず、温かく見守る態度が必要でしょう。

さらに、上長が気をつけるべきこととして、再発の兆候がないかについては常に目を光らせておかなければなりません。勤怠、業務効率はもとより、こまめな気遣い、体調の確認のための声かけが必要です。

また、復職者の特殊な状況が、周囲の同僚のストレスになることもあれば、新たなトラブルの原因になることもあります。これは、復職者への無理解、復職者と同僚双方のささいな言葉の行き違いなどによることが多いのですが、上長は、こうした問題への配慮も怠ってはいけません。両者にとってストレスにならないよう、働きかけていくようにします。

最後に、復職者が周囲の人にしてほしいこと、上長がすべきことをまとめておきましょう。

【復職者が周囲の人にしてほしいこと】

・頻繁な声かけ
・体調への気遣いと理解
・業務の負荷への考慮
・よく話を聞いてくれる

【上長がすべきこと（前記に加え）】
・保健スタッフ、産業医との連携
・本人の同意のもとでの、ほかの部下への情報提供
・復職者が周囲のストレスにならないための配慮
・再発の兆候の監視

○組織の一部であり、なおかつ、かけがえのない自分であるために

組織に属するということは、その目的を達するために機能する駒の一つになるということです。そのためには、自分の希望を押し殺さなければならないことが多々あるでしょう。やりたくない仕事を甘んじて受け入れなければならないこともあるでしょう。個よりも全体を重視しなければならないのが組織です。組織は、個人に献身を要求します。

しかし、人間は、組織の駒になるために生まれてきたわけではありません。私たちは、個人の尊厳が何よりも大切であることを知っています。尊厳という言葉を大上段

に振りかざさなくても、日ごろの生活の中で、ちょっとでも否定されると、私たちはとても敏感に反応してしまいます。人間は、自分の存在の意味や価値といったものを考える生き物であり、それが脅かされると心を病んでしまうのです。

このように、組織と個人では、自らに要求するものが相反しているといえます。適応障害は、まさにこのギャップの中に生まれる病です。

組織の駒としての自分が過ぎると、自身の存在の意味や価値が希薄になります。一方、個としての存在価値にあまりに重きを置いてしまうと、組織にいることさえできなくなります。それぞれの考え方がありますので、組織に属するのではなく、個の力で勝負するというのも、もちろんアリです。しかし、組織人として組織の中にい続けるなら、両者のバランスを取ることが不可欠になります。

理想は、組織の一部として機能しながら、なおかつ、かけがえのない自分の価値を感じられるということ。

これを少し噛み砕いて考えると、組織と自分、どちらがより大切かという比較に置き換えることができます。比較してみると、多くの人が自分と答えるでしょう。それでよいのですが、人間は弱いもので、組織の中に組み込まれると、つい自分を見失って、組織の駒に徹してしまいます。それが、なし崩し的にエスカレートし、適応障害につながります。

組織に属しながら個としての存在価値を見失わない秘訣は、何より自分を大切に考えることです。

自分を大切にするとは、家族を、友人を、恋人を大切にすることでもあります。あなたの大切な人たちを、組織は大切にはしてくれません。

あなたの大切な人たちを守れるのは、あなただけです。だからこそ、組織に利用される駒よりも、組織を利用する個になるべきです。組織は利己的な生き物です。あなたの幸せを第一義的には考えてくれません。組織が考えることは利益です。

あなたは、組織を利用してください。あなた自身が、あなたの存在価値を感じられるようになるツールとして組織を使ってください。あなたが存在価値を感じられる活動をした結果が、組織にとってのベネフィットになる関係が理想です。

あくまで、あなた自身が上位にあり、組織は下位です。この関係を忘れないようにしてください。この関係が維持できている限り、あなたが適応障害にかかることはないでしょう。

何より自分を大切にする。ありきたりではありますが、この言葉をもって本書のくくりとさせていただきます。

おわりに

適応障害は、大昔からある病気です。それこそ、人間が社会を形成するようになった人類の黎明期からあるに違いありません。しかし、精神医学の中で病気として扱われるようになったのはごく最近のことです。特に、わが国では、ほんの二十年前まで、気持ちの問題として軽んじられてきました。

それだけに、適応障害をどう捉え、どう対処していけばいいかについては、系統立てられた考え方はいまだに確立されていません。ビジネス現場のみなさんも、どうしていいかわからないままでいます。

私自身、大学病院で仕事をしているころ、巨大組織ゆえのストレスに苦しみましたが、心の内を先輩の精神科医に相談しても、何ら解決には至りませんでした。

そういう苦い過去の体験もあり、私はずっと、適応障害に関する本を書きたいと思ってきました。それも、単なる医学的な解説本ではない、現実のストレスの現場に則した、セルフコントロールに関する本です。そういう意味で、今回、ストレスに直面した人が、読んですぐに役に立つということを意識して書かせていただきました。

本書は、患者さん自らが行うセルフコントロールを柱に書きましたが、適応障害の診療にあたる医師にもぜひ読んでいただけたらと思います。本書に書かれたことが適応障害の患者さんへの対処法のすべてではないにしろ、一臨床家の視点として役立てていただけるとよいと思います。

本書に書かれたことは、患者さんの側からすれば、少しだけ頑張れば簡単に身につけることができるものばかりです。医者の側からすれば、薬だけに頼らない治療アプローチのヒントになるはずです。本書に記した内容が、適応障害に悩む多くの方々、そして治療する側の医者の手助けとなることを願って止みません。

最後に、本書を世に出すきっかけを作ってくださったアップルシード・エージェンシーの中村優子氏、栂井理恵氏、出版に向けてご尽力いただいたＣＣＣメディアハウスの山本泰代氏に深く感謝申し上げます。

二〇一九年十月

森下克也

もしかして、適応障害？
会社で"壊れそう"と思ったら

2019年12月9日　初　　版
2021年7月1日　初版第2刷

著者　森下克也
発行者　小林圭太
発行所　株式会社 CCCメディアハウス
〒141-8205 東京都品川区上大崎3丁目1番1号
電話　販売 03-5436-5721
　　　編集 03-5436-5735
http://books.cccmh.co.jp

印刷・製本　豊国印刷株式会社

ブックデザイン　TYPEFACE（AD.渡邊民人 D.清水真理子）
校　正　株式会社 文字工房燦光
著者エージェント　アップルシード・エージェンシー
（http://www.appleseed.co.jp）

 ISBN 978-4-484-19231-4